Optimierte Arzneimitteltherapie

Herausgeber:
MONIKA SCHÄFER-KORTING

Springer-Verlag Berlin Heidelberg GmbH

Gerd Dannhardt

Rheumatische Erkrankungen

Grundlagen und Therapie

Mit 6 Abbildungen und 1 Tabelle

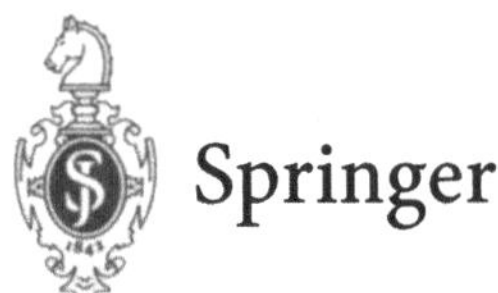

Springer

Professor Dr. MONIKA SCHÄFER-KORTING
FB Pharmazie-Institut Pharm. II
Pharmakologie und Toxikologie
Freie Universität Berlin
Königin-Luise-Straße 2+4
14195 Berlin

Prof. Dr. GERD DANNHARDT
Institut für Pharmazie
Johannes Gutenberg-Universität
Staudinger Weg 5
55099 Mainz

ISBN 978-3-540-65268-7

Die Deutsche Bibliothek - CIP-Einheitsaufnahme
Dannhardt, Gerd: Rheumatische Erkrankungen: Grundlagen und Therapie / Gerd Dannhardt. - Berlin; Heidelberg; New York; Barcelona; Hongkong; London; Mailand; Paris; Singapur; Tokio: Springer, 1999
(Optimierte Arzneimitteltherapie)
ISBN 978-3-540-65268-7 ISBN 978-3-642-58463-3 (eBook)
DOI 10.1007/978-3-642-58463-3

Ursprünglich erschienin bei Springer-Verlag Berlin Heidelberg New York 1999

Herstellung: PRO EDIT GmbH, D-69126 Heidelberg
Umschlaggestaltung: de'blik, Berlin
Satz: TBS, Sandhausen
SPIN: 10568686 14/3133 - 5 4 3 2 1 0 - Gedruckt auf säurefreiem Papier

Geleitwort

Arzneimittel haben in den letzten Jahrzehnten zunehmend an Bedeutung in der Behandlung von Krankheiten gewonnen. Dies gilt für unterschiedliche Gebiete, nicht nur die Innere Medizin sondern auch für die Bereiche Gynäkologie, Urologie, Dermatologie und viele andere. So konnte die Zahl der operativen Eingriffe im Rahmen von Ulzera des Gastrointestinaltrakts durch die Einführung der H_2-Antihistaminika ganz wesentlich reduziert werden. Moderne Zytostatika bedeuten nicht nur eine deutliche Lebensverlängerung, sondern steigern auch die Lebensqualität bei bis in die jüngste Zeit weitgehend therapieresistenten Tumoren. Als Beispiel sei die Wirksamkeit von Paclitaxel beim Ovarialkarzinom genannt.

Obgleich dies einen erheblichen Fortschritt bedeutet, der sich allein mit der besseren Wirksamkeit der modernen Wirkstoffe – also ihrem hohen Nutzen – erklären läßt, stößt die Arzneimitteltherapie dennoch zunehmend auf Vorbehalte der Patienten. Dies ist eine Folge des immer stärkeren Bewußtwerdens um Gefahren, die von diesen stark wirksamen Pharmaka ausgehen können, d. h. den Arzneimittel-Risiken. Im Sinne einer Überreaktion sehen allerdings viele Laien, aber auch manche Ärzte im besonderen Maße auf die Risiken und vernachlässigen den Nutzen einer effizienten Arzneimitteltherapie. Eine sorgfältige Nutzen/Risiko-Analyse bezogen auf den einzelnen Patienten, seine spezielle Erkrankung und die zu erwägenden Wirkstoffe erlaubt eine rationale Arzneimitteltherapie, die den größtmöglichen Erfolg sichert.

Mit dem vorliegenden Werk, einem Band der Buchreihe „Optimierte Arzneimitteltherapie", soll medizinischen Fachkreisen, vor allem Ärzten und Apothekern, der Zugang zur rationalen und damit optimierten Arzneimitteltherapie bestimmter, in der Praxis wichtiger Erkrankungen erleichtert werden. Ausgewiesene Experten auf den jeweiligen Fachgebieten bewerten die heute verfügbaren Therapieansätze unter streng wissenschaftlichen Kriterien. Darüber hinaus lassen sie aber auch die eigene Einschätzung nicht zu kurz kommen. Gestützt auf dieses Expertenwissen wird der Leser in die Lage versetzt, eine eigene individuelle Bewertung für seinen Patienten vorzunehmen. Obgleich Nutzen und Risiko („Nutzen-Risiko-Relation") bei diesem Werk ganz im Vordergrund der Betrachtung stehen, wird auch die finanzielle Komponente der Arzneimitteltherapie nicht außer Acht gelassen. So enthalten die Werke auch Angaben zu den Therapiekosten – soweit dies angesichts des noch unterentwickelten Gebietes „Pharmakoökonomie" zum heutigen Zeitpunkt möglich ist (Aufwand-Nutzen-Relation; vgl. Korting, HC, Schäfer-Korting M (eds). The Benefit/Risk Ratio. A Handbook for the rational Use of Potentially Hazardous Drugs. CRC Press, Boca Raton, 1998).

Mein Dank als Herausgeberin gilt insbesondere den Autoren, ohne deren besonderen Einsatz diese Reihe nicht zustande kommen könnte. Nur die Bereitschaft einer so großen Zahl von Experten zur Mitwirkung macht diese Buchreihe möglich. Sie wäre aber auch nicht realisierbar ohne das hohe Engagement des Springer-Verlages, insbesondere von Herrn Dr. Mager, das vom autorisierten Umgang mit dem heute besonders großen Wagnis über die kompetente und vor allem rasche Herstellung bis zur adäquaten Distribution reicht. Danken möchte ich an dieser Stelle auch meiner Sekretärin, Frau Sandow, ohne deren geduldiges und perfektes Management die organisatorische Abwicklung auf große Probleme gestoßen wäre.

Berlin, im Januar 1999 Prof. Dr. Monika Schäfer-Korting

Vorwort

Genau 100 Jahre sind seit der Markteinführung von Acetylsalicylsäure (Aspirin) durch die Firma Bayer vergangen, die geprägt sind von der erfolgreichen Anwendung dieses Jahrhundertpharmakons in der Entzündungs- und Schmerztherapie. Trotz eingehender wissenschaftlicher Untersuchungen in dieser langen Zeitspanne – insbesondere sind die Befunde zu den Wirkmechanismen der nichtsteroidalen Antirheumatika Anfang der 70er Jahre zu nennen – bleiben bis heute viele Fragen im Bereich der Rheumatherapie unbeantwortet. Dies gilt gleichermaßen für eine kausale und die symptomatische Therapie von rheumatischen Erkrankungen der unterschiedlichen Erscheinungsformen. Mit dem Nachweis der Existenz von zwei Isoformen des Enzyms Cyclooxygenase, das entscheidend an der Biotransformation der endogenen Arachidonsäure beteiligt ist, glaubt man den Schlüssel zum Verständnis von physiologisch erforderlichen und unerwünschten, weil pathologischen, Prozessen in Zusammenhang mit der Umwandlung der Arachidonsäure gefunden zu haben. Als neues pharmakotherapeutisches Prinzip wird die selektive Hemmung des Isoenzyms Cyclooxygenase-2 (COX-2) postuliert, mit dem Ziel, die pathologischen Prozesse zu unterdrücken und die Produktion der physiologisch benötigten Arachidonsäuremetaboliten nicht zu beeinflussen. Durch eine Reihe von neuesten Befunden gilt es als gesichert, daß die Cyclooxygenase-2 in verschiedenen Zellen unseres Körpers, wie die Cyclooxygenase-1, konstitutiv vorkommt und sie für eine Reihe von physiologischen Vorgängen benötigt wird. Eine ausgewogene Hemmung beider Isoenzyme ist daher ebenfalls in die Überlegungen bei der Wirkstoffentwicklung einzubeziehen. Neben dem Konzept der selektiven COX-2-Inhibierung wird die duale Hemmung beider Biotransformationswege von Arachidonsäure – des Cyclooxygenase- und des Lipoxygenase-Weges – angestrebt. Auch die Inaktivierung von intermediär auftretenden reaktiven Sauerstoffspezies spielt für die Strategie bei der Entwicklung neuer Substanzen eine wichtige Rolle. Der für die antiphlogistische Wirkung von nicht-steroidalen Antirheumatika beschriebene Mechanismus steht in direktem Zusammenhang mit dem Spektrum unerwünschter Effekte im Magen-Darm-Trakt, in den Nieren und bei der Blutgerinnung.

Häufig stellen die unerwünschten Wirkungen den therapielimitierenden Faktor für die Akzeptanz und Compliance bei den Patienten in der Langzeit- oder Dauertherapie dar. Eine wichtige Zielsetzung für neue Antiphlogistika ist daher immer eine Verbesserung der Verträglichkeit in den genannten Bereichen. Neben den erwähnten nichtsteroidalen Antirheumatika spielen die Basismedikamente und die Glucocorticoide eine entscheidende Rolle, um die Progression der Erkrankung zu verlangsamen.

Die Bedeutung der antiinflammatorisch wirkenden Pharmaka zur Chemoprävention im Kolon, für die Angiogenese in proliferierenden Geweben sowie ihre Anwendung bei akuten und degenerativen ZNS-Erkrankungen wird heute intensiv untersucht, und es gibt erste Hinweise, die in Zukunft eine Neubewertung der Antiphlogistika in einem erweiterten Indikationsspektrum erwarten lassen.

Das vorliegende Buch behandelt alle Aspekte rheumatischer Erkrankungen, beginnend mit den anatomischen Eigenschaften der betroffenen Gewebe, der Klassifizierung der verschiedenen Rheumaformen und den heute verfügbaren Therapeutika, die anhand ihrer pharmakodynamischen und pharmakokinetischen Parameter in den Substanzprofilen charakterisiert werden. Die neuen Entwicklungen bis zum Ende des Jahres 1998 sowie die Perspektiven für die Anwendung von Antirheumatika über das Jahr 2000 hinaus bilden den Abschluß des vorliegenden Buches. Die Einbeziehung der vorgestellten Daten soll eine individuell angepaßte und optimierte Arzneimitteltherapie ermöglichen, die dazu beiträgt, die Lebensqualität der Patienten zu verbessern.

Mainz, im März 1999 Professor Dr. Gerd Dannhardt

Inhalt

Abkürzungsliste

AA	Arachidonic Acid (Arachidonsäure)
ACE	Angiotensin Converting Enzyme
ASS	Acetylsalicylsäure (Aspirin®)
BSG	Blutsenkungsgeschwindigkeit
COX	Cyclooxygenase (Subtyp 1=COX-1, Subtyp 2=COX-2)
CRP	C-reaktives Protein
CT	Computer-Tomographie
CYP	Cytochrom der jeweiligen Klasse
DMARD	Disease Modifying Antirheumatic Drug (im Sinne von Basismedikament)
DNA	Desoxyribonucleic Acid (Desoxyribonucleinsäure)
EKG	Elektrokardiogramm
HLA	Oberflächen-Antigen (Histokompatibilitätsantigen) der jeweiligen Klasse
IFN	Interferon
IgG	Immunglobulin G
IL	Interleukin
KG	Körpergewicht
LOX	Lipoxygenase
LTB_4	Leukotrien B_4
NMR	Nuclear Magnetic Resonance (Kernspintomographie)
NADPH	reduzierte Form des Nicotinamid-Adenin-Dinucleotid-Phosphats
NSAR	nichtsteroidales Antirheumatikum
PQ-Zeit	Überleitungszeit im EKG
RNA	Ribonucleic Acid (Ribonucleinsäure)
TNF-α	Tumornekrosefaktor α
ZNS	Zentralnervensystem

1 Medizinische Grundlagen

Die erste Beschreibung rheumatischer Erkrankungen stammt vermutlich von Hippokrates, der Rheuma wie die Gicht und die Katarrhe auf ein Ungleichgewicht zwischen den vier Körpersäften, eine Dyskrasie, zurückführte. Auch heute sind Erkrankungen des rheumatischen Formenkreises mit hoher Prävalenz in der Bevölkerung anzutreffen, und sie erfordern unabhängig von der Erscheinungsform eine Langzeit- bzw. Dauertherapie mit hohen volkswirtschaftlichen Kosten. Die Vielfalt subjektiver, aber auch objektiver Symptome verhindert eine eindeutige Definition der Erkrankung. Es kann sich um bagatellartige Beschwerden und Schmerzzustände handeln oder auch um Schwellungen, Deformationen, Versteifungen und ggf. Fehlstellungen, die den Patienten im Bereich des Bewegungsapparates stark beeinträchtigen. Die Symptome lassen sich an der Wirbelsäule, den Extremitäten, anderen Teilen des Skelettsystems und den Weichteilen lokalisieren, innere Organe sind in einigen Fällen ebenfalls betroffen. Von lokalisierten Erkrankungen sind systemisch auftretende akute und chronisch-entzündliche Prozesse abzugrenzen. Neben der subjektiven Bewertung von Schmerzen und Mißempfindungen gehören objektiv feststellbare Veränderungen an den Extremitäten bzw. Teilabschnitten der Extremitäten oder dem Gesamtorganismus zum Krankheitsbild. Der Oberbegriff „rheumatischer Formenkreis" bezieht sich auf Erkrankungen insbesondere im Bereich der Gelenke und der sie umgebenden Weichteile, häufig handelt es sich dabei um eine systemische Erkrankung des Bindegewebes. Es hat sich bewährt, zwischen entzündlichen, degenerativen und extraartikulären, d. h. außerhalb eines Gelenkes liegenden Formen zu unterscheiden.

1.1 Anatomie und Physiologie des Binde- und Stützgewebes

1.1.1 Zelluläre Bestandteile

Beim Binde- und Stützgewebe unterscheidet man zwischen den zellulären Bestandteilen und der Interzellularsubstanz, wobei Fibroblasten und Fibrozyten zu den ortsständigen Bindegewebszellen zählen, während Makrophagen, Monozyten, Plasmazellen, eosinophile Granulozyten, basophile Mastzellen, neutrophile Granulozyten und Lymphozyten zu den freien Bindegewebszellen gehören, die – mit Ausnahme der Mastzellen – alle an den Abwehrreaktionen des menschlichen Körpers beteiligt sind. Die relativ großen Mastzellen sind im lockeren Bindegewebe weit verbreitet und besitzen dichtgepackte basophile Granula im Zytoplasma, die Heparin und Histamin enthalten.

1.1.2 Interzellularsubstanzen

Im Falle der Interzellularsubstanzen differenziert man zwischen amorphen und geformten Substanzen. Die amorphe Substanz wird von Fibroblasten gebildet und ist im wesentlichen aus Proteoglykanen, d. h. Verbindungen aus einem Polysaccharid- und einem Proteinanteil, aufgebaut. Diese Makromoleküle können sowohl Gewebswasser als auch Kationen binden und besitzen je nach Zusammensetzung viskose bis feste Eigenschaften. Die Vernetzung der Makromoleküle untereinander sowie mit Fibrillen führt zu den unterschiedlichen Fasern des Bindegewebes, die man unter dem Sammelbegriff geformte Intrazellularsubstanzen zusammenfaßt. Man unterscheidet hier Kollagen-, Retikulin- und elastische Fasern. Bei einem Durchmesser von 1–10 μm sind die Kollagenfasern mit einer guten Zugfestigkeit ausgestattet, sie sind nahezu im ganzen Körper anzutreffen. Die Retikulinfasern sind wesentlich dünner und netzartig angeordnet, sie besitzen eine Biegungselastizität und existieren z. B. im blutbildenden Knochenmark, in lymphatischen

Organen und sind Bestandteil der Basalmembran. Eine biochemisch und morphologisch genaue Abgrenzung zwischen Kollagen- und Retikulinfasern ist nicht immer möglich. Die elastischen Fasern sind stark verzweigt und bilden eine dreidimensionale Raum-Netzstruktur. Sie sind im Gegensatz zu den Kollagenfasern stark dehnbar. Elastin als wichtigstes Protein der elastischen Fasern wird über die Vorstufe Proelastin durch die Bindegewebszellen synthetisiert.

1.1.3 Bindegewebe

1.1.3.1 Mesenchym und Gallertgewebe

Mesenchym und Gallertgewebe, retikuläres Bindegewebe, Fettgewebe und faserartiges Bindegewebe sind Formen des Bindegewebes. Ein dreidimensionales Netz kennzeichnet das Mesenchym, das man auch als embryonales Bindegewebe bezeichnet. Davon leiten sich die Zellen des Binde- und Stützgewebes sowie die glatten Muskelzellen ab. Die Mesenchymzellen sind nicht zur Bildung von Fasern befähigt. Das gallertartige Bindegewebe wird ebenso wie das Mesenchym nur temporär angelegt, die Zellen sind ebenfalls stark verzweigt und man findet in den Zwischenräumen Faserbündel, die in eine proteoglykanreiche Grundsubstanz eingelagert sind. Aufgrund der guten Wasserbindungsfähigkeit dieser Substanz entwickelt es seine typischen gallertartigen Eigenschaften. Das Knochenmark und lymphatische Organe besitzen als Grundsubstanz das retikuläre Bindegewebe, das sich aus Retikulumzellen und Retikulinfasern zusammensetzt. Letztere verstärken dabei den netzartigen Zellverbund. Zwischen den Retikulumzellen lagern sich Gewebeflüssigkeit und freie Zellen ein, die mit der Blut- und Lymphbahn kommunizieren können. Aus den Retikulumzellen können durch Differenzierung verschiedene andere Zellen entstehen, wie z. B. Zellen, die sich an den spezifischen Abwehrvorgängen durch die T- und B-Lymphozyten beteiligen, fibroblastische Retikulumzellen, die Retikulinfasern bilden, und schließlich Zellen, die zur Phagozytose und zur Speicherung in der Lage sind. Zellen, deren wichtigste

Funktion die Phagozytose und Speicherung darstellen, bezeichnet man als retikuloendotheliales System, das überall im Organismus anzutreffen ist.

1.1.3.2 Fettgewebe

Retikuläres Bindegewebe mit der Fähigkeit zur Fettspeicherung bezeichnet man als Fettgewebe, es ist nahezu im gesamten Körper anzutreffen. Von Retikulinfasern umgeben werden die Lipide im Zytoplasma der Fettzelle gespeichert. Das weiße Fettgewebe besteht aus Fettzellen, die vorwiegend Neutralfette enthalten. Nach der Funktion der Fettzellen unterscheidet man Bau- und Speicherfett. Durch die Einlagerung von fettlöslichen Farbstoffen, z. B. Karotin, entsteht das braune Fettgewebe, das sich ausschließlich bei Neugeborenen findet, es versorgt den Säugling und sichert die Aufrechterhaltung der Wärme.

1.1.4 Stützgewebe

1.1.4.1 Knorpel- und Chordagewebe

Das Stützgewebe, zu dem Knorpel, Knochen, Chordagewebe, Zahnzement und Zahnbein gehören, enthält kollagene Fasern in einer speziell ausgebildeten Grundsubstanz. Während das Chordagewebe beim Menschen nur in der Embryonalzeit entwickelt wird (Reste kommen noch in den Gallertkernen bzw. den Bandscheiben vor), ist das Knorpelgewebe über den ganzen Entwicklungszeitraum von Bedeutung. In der ersten Entwicklungsphase nach der Bildung aus dem Mesenchym werden die Knorpelzellen als Chondroblasten bezeichnet, die nach weiterem Wachstum und Differenzierung die reifen Knorpelzellen=Chondrozyten bilden, die tropokollagen- und proteoglykanhaltige Grundsubstanz erzeugen. Das interstitielle Wachstum der Knorpel wird charakterisiert durch die Zellteilung und das gleichzeitige Auseinanderrücken der Zellen. Mit Ausnahme der Gelenke ist der Knorpel stets von Bindegewebe umsäumt, das

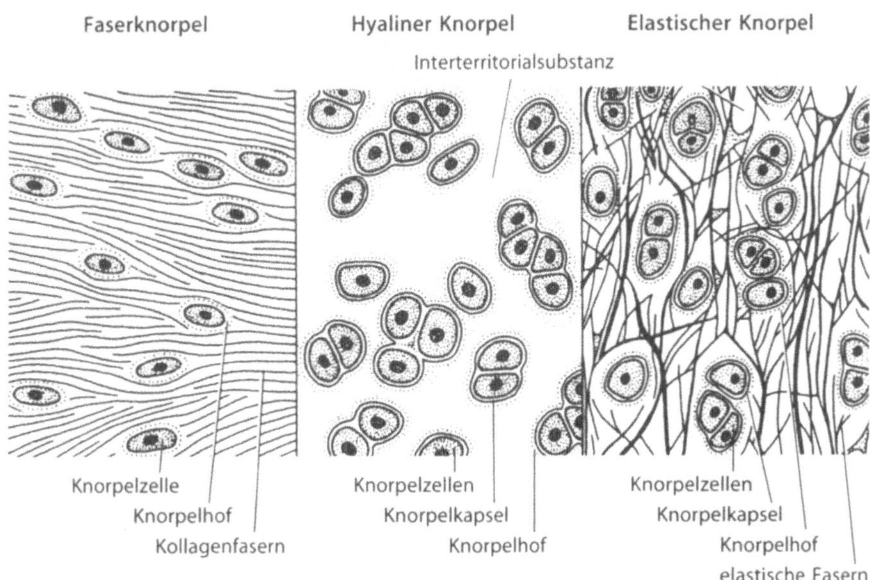

Abb. 1. Faserknorpel – Hyaliner Knorpel – Elastischer Knorpel. Beim Faserknorpel besteht die Interzellularsubstanz aus sichtbaren, z. B. fischgrätenartig angeordneten Kollagenfasern. Beim hyalinen Knorpel sind die Kollagenfasern durch amorphe Grundsubstanz maskiert. Beim elastischen Knorpel kommen in der Grundsubstanz außer Kollagenfasern elastische Fasern vor. (Aus Schiebler et al. 1997)

reich an Gefäßen und Nerven ist. Die durch Anhäufung von Knorpelzellen entstehenden Zellnester bezeichnet man als Chondrone. Die Knorpel besitzen eine hohe Druckelastizität. Da umgebende Blutgefäße fehlen, erfolgt die Versorgung ausschließlich durch Diffusion. Je nach Gehalt an Fasern und Grundsubstanz grenzt man Faserknorpel, hyaline und elastische Knorpel gegeneinander ab (Abb. 1).

Die am weitesten verbreitete Form ist der hyaline Knorpel, der in den Gelenken, in der Nase, im Kehlkopf, in der Luftröhre, in den Bronchien, an den Rippen und im embryonalen Skelett vorkommt. Eingelagert in die amorphe Grundsubstanz finden sich viele kollagene Fasern. Altersabhängige degenerative Prozesse sind auf eine Abnahme des Wassergehalts im hyalinen Knorpel zurückzuführen, wie z. B. eine Verringerung der Grundsubstanz, Freilegung der kollagenen Fasern und Verknöcherung.

Im Falle des elastischen Knorpels finden sich zusätzlich zum hyalinen Knorpel Fasernetze, die nicht durch die Grundsubstanz maskiert werden. Die Zellnester sind hier kleiner und bestehen aus weniger Zellen. Der elastische Knorpel als Bestandteil des äußeren Gehörgangs, der Ohrmuschel, der Ohrtrompete und der Kehlkopfknorpel verknöchert nicht, er ist aber auch nicht regenerationsfähig. Eine geringe Menge an Grundsubstanz und dicht gepackte Kollagenfasern charakterisieren den Faserknorpel, den man in den Zwischenwirbelscheiben (Bandscheiben), den Gelenkscheiben sowie in der Schambeinfuge findet. Er ist von den besprochenen Knorpelformen der mechanisch am stärksten belastbare.

1.1.4.2 Faseriges Bindegewebe

Gewebe, das Gefäße oder Nerven umhüllt, Lücken füllt und Organe bzw. Organteile miteinander verbindet, bezeichnet man als faseriges Bindegewebe, es ist im Körper weit verbreitet. Hohe mechanische Widerstandsfähigkeit bei geringer Stoffwechselaktivität zeichnet das straffe faserige Bindegewebe aus, das geflechtartig bzw. mit Bevorzugung einer Raumrichtung angelegt sein kann. In den Gelenken, in der Sklera des Auges, der harten Hirnhaut sowie in verschiedenen anderen Organen findet man das geflechtartige Bindegewebe, während das gerichtete Bindegewebe am Aufbau der Sehnen beteiligt ist, die für die Kraftübertragung von Muskeln auf die Knochen verantwortlich sind. Daneben kommt es in den Hüllen der einzelnen Muskeln vor, in flächenhaften Sehnen als auch in Bändern, die die Verbindung zwischen Knochenteilen herstellen. Um eine gegenseitige Verschiebung von eng aneinanderliegenden Sehnen zu ermöglichen, existieren dort Sehnenscheiden und Schleimbeutel, die aus einer festen Außenhülle und einer lockeren Innenschicht aufgebaut sind, wobei die Innenschicht die Synovialflüssigkeit abgibt, die für ein reibungsfreies Gleiten sorgt.

1.1.5 Knochengewebe

Das am höchsten differenzierte Stützgewebe ist das aus dem Mesenchym gebildete Knochengewebe. Durch Einlagerung anorganischer Bestandteile in die organische Interzellularsubstanz wird eine Festigkeit des Knochens gegen Druck, Zug, Biegung und Torsion erzielt. Hauptkomponente ist der Hydroxylapatit, weitere anorganische Bestandteile sind Calciumcarbonat, Magnesiumcarbonat, Fluorapatit und Carbonatapatit. Das Knochengewebe ist somit als Speicherorgan für den überwiegenden Teil des im Körper vorkommenden Calciums und Phosphats zu bezeichnen, die Abgabe an das Blutsystem wird hormonell gesteuert, die Freisetzung von anorganischen Stoffen aus dem Skelett in die Blutbahn ist umgekehrt proportional zur Belastung des Knochens. Die Anteile anorganischer Verbindungen liegen etwa bei 65%, während die organischen Komponenten mit etwa 25% und der Wasseranteil mit 10% zum Knochenaufbau beitragen. Die Osteozyten (Knochenzellen) stehen über Zytoplasmafortsätze mit anderen Osteozyten in Verbindung, daneben finden sie sich aber auch einzeln in Höhlen der verkalkten Knochengrundsubstanz.

Gemäß der Anordnung der Kollagenfibrillen grenzt man Lamellenknochen von Geflechtknochen ab. Bei den Geflechtknochen liegt keine besondere Orientierung der Kollagenfasern zu den versorgenden Gefäßen vor. Man findet sie beim Menschen zur Zeit der Knochenentwicklung an Ansatzstellen von Sehnen und Bändern, an bestimmten Stellen des Schädelknochens sowie altersunabhängig bei der Heilung eines Knochenbruchs. Osteoklasten bauen Geflechtknochen ab, nachfolgend sorgen die Osteoblasten (knochenbildende Zellen) für den Aufbau des Lamellenknochens im Verlauf der ersten Lebensjahre. Im Lamellenknochen kommen parallel angeordnete Kollagenfaserbündel bei gleichzeitiger paralleler Orientierung der Apatitkristalle vor, es resultiert ein schichten- bzw. schalenförmiger Aufbau. Diese Schalen oder Schichten setzen sich aus 3 bis 10 μm dicken Elementen, den sogenannten Lamellen, zusammen. Da die Richtung der Fasern von Lamelle zu Lamelle wechselt und sich die Fasern benachbarter Lamelleneinheiten vernetzen, wird die lamellare Struktur gefestigt. Zwischen den Lamellen liegen die Osteozyten in Höhlen.

Das für die Knochenentwicklung essentielle Knochengewebe kann durch direkte oder indirekte Ossifikation (Verknöcherung) gebildet werden. Ausgangspunkt sind die Geflechtknochen, an deren Stelle nachfolgend die Lamellenknochen treten. Im Falle der direkten Ossifikation entstehen Osteoblasten durch Differenzierung von Mesenchymzellen. Die Osteoblasten geben zunächst eine unverkalkte Grundsubstanz ab, die ihrerseits sodann die Osteoblasten zur Ausdifferenzierung zu Osteozyten anregt. Durch Einlagerung von Calciumsalzen verfestigt sich das Material zu einer harten Substanz, die dann z. B. den Deckknochen des Schädeldaches, des Gesichts und des Schlüsselbeins bildet. Das Gleichgewicht zwischen aufbauenden und abbauenden Prozessen verhindert eine überschießende Verdikkung des Knochens. Für den Abbau sind dabei die aus dem Mesenchym entwickelten Osteoklasten, mehrkernige Riesenzellen mit einer amöboiden Beweglichkeit, verantwortlich. Die Aktivierung der Osteoklasten wird über das Parathormon der Nebenschilddrüsen gesteuert.

Die indirekte Ossifikation findet am hyalinen Knorpel statt, der mit zunehmender Entwicklung abgebaut und durch Knochengewebe ersetzt wird. Die Umwandlung knorpeliger Skelettbausteine zu knöchernen Teilen erfolgt bei Röhrenknochen anders als bei kurzen oder platten Knochen. Im Falle der Röhrenknochen findet die Ossifikation auf der ehemaligen Knorpeloberfläche statt, sowohl von innen als auch von außen, während bei den übrigen Knochenformen dieser Prozeß nur von innen her abläuft. Nach einer Fraktur erfolgt die Regeneration des Knochengewebes durch Proliferation der Zellen der Knochenhaut (Periost), der Zentralkanäle und der retikulären Zellen des Knochenmarks, und es entsteht ein bindegewebshaltiger Kallus. Sind die Bruchstellen gut fixiert, entwickelt sich aus dem Kallus ein faseriges Osteoid (unverkalkte Grundsubstanz), das nachfolgend – wie oben skizziert – verkalkt. Sind dagegen die Bruchenden nicht optimal fixiert, so bildet sich aus dem Kallus zunächst Knorpelgewebe, das erst später durch Knochen ersetzt wird.

1.2 Pathophysiologie und Ätiologie der rheumatischen Erkrankungen

Unter dem Begriff Erkrankungen des rheumatischen Formenkreises faßt man Krankheitsbilder zusammen, die mit Schmerzen und Entzündungen im Bereich der Gelenke und der umgebenden Weichteile einhergehen. Häufig liegt auch eine Systemerkrankung des Bindegewebes vor. Prinzipiell unterscheidet man zwischen entzündlichen, degenerativen und extraartikulären rheumatischen Erkrankungen. Die nach diesen Kriterien unterteilten rheumatischen Erkrankungen sind in der Tabelle 1 zusammengefaßt.

Rheumatisches Fieber

Das rheumatische Fieber mit entzündlichen Prozessen an großen Gelenken, der Haut, am Herzen und im Zentralnervensystem stellt eine Sekundärerkrankung nach einer Infektion mit β-hämolysie-

Tabelle 1. Erkrankungen des rheumatischen Formenkreises

1. *Entzündliche Erkrankungen*
   - rheumatisches Fieber
   - chronische Polyarthritis (rheumatoide Arthritis)
   - Spondylitis ankylosans (Morbus Bechterew)
   - Psoriasis-Arthritis
   - Kollagenosen (Lupus erythematodes disseminatus, Dermatomyositis, Sklerodermie, Periarteriitis nodosa, Eosinophilia infectiosa)
2. *Degenerative Erkrankungen*
   - Arthrosis deformans (Mono-, Oligo-, Polyarthrosen, Fingergelenkarthrosen)
   - Chondrosen (Osteochondrosen, Spondylosen, Spondylarthrosen)
   - degenerative Veränderungen an der Wirbelsäule
3. *Erkrankungen außerhalb eines Gelenks (extraartikulär)*
   - Bursitis (Schleimbeutelentzündung)
   - Myogelose (Muskelrheuma, Muskelverhärtung)
   - Panniculitis (Entzündung des subkutanen Fettgewebes)
   - Tendinitis (Entzündung des Sehnengewebes)
   - Tendovaginitis (Sehnenscheidenentzündung)

renden Streptokokken dar. Vermutlich ist es die Folge einer Immunreaktion nach Sensibilisierung gegen Antigene der Streptokokken, allerdings müssen weitere Faktoren hinzukommen, da nicht alle mit Streptokokken infizierten Patienten an rheumatischem Fieber erkranken. Die Gewebeveränderungen zeigen sich durch Bindegewebsnekrosen, Exsudation von Plasma und Leukozytendiffusion in das Bindegewebe sowie die typischen Aschoff-Knötchen. Besonders bedrohlich ist, daß häufig gleichzeitig eine Karditis resultiert mit der Gefahr von bleibenden Schäden an den Mitralklappen. Zur Vermeidung einer Rezidivbildung ist über einen längeren Zeitraum mit einem Penicillinderivat zu behandeln.

Chronische Polyarthritis

Unter den chronisch entzündlichen Prozessen des Bindegewebes ist die chronische Polyarthritis am häufigsten in der Bevölkerung anzutreffen. Obwohl die Pathogenese dieser chronischen Polyarthritiden noch weitgehend unbekannt ist, kann man jedoch davon ausgehen, daß für die Entwicklung dieser rheumatischen Erkrankung eine genetische Disposition verantwortlich ist (Abb. 2). Hierfür sprechen unter anderem das gehäufte familiäre Auftreten dieser Erkrankungen sowie die Assoziation mit bestimmten HLA-Antigenen. Primär auslösende Faktoren wie Bakterien, insbesondere Mykoplasmen, und Viren, aber auch mechanische Zellschädigungen stoßen in den prädisponierten Organismen einen komplizierten immunologischen Mechanismus an mit einer Beteiligung der humoralen und zellulären Abwehr. Nach Umwandlung der B-Lymphozyten in Plasmazellen erfolgt die Freisetzung von Immunglobulin G (IgG), das wiederum die Bildung von den Anti-Antikörpern, sogenannten Rheumafaktoren, induziert. Rheumafaktoren lassen sich allerdings nur bei der serumpositiven chronischen Polyarthritis des Erwachsenen nachweisen. Die Rheumafaktoren bilden mit IgG und Faktoren des Komplementsystems Komplexe, die sich an den Zellen der Gefäßwände, im Bereich der Synovialmembran von Gelenken, im Sehnengleitgewebe oder in Gleitspalten anlagern und anschließend phagozytiert werden. Bei der Phagozytose kommt es zur Freisetzung lysosomaler Enzyme und anderer Entzündungsme-

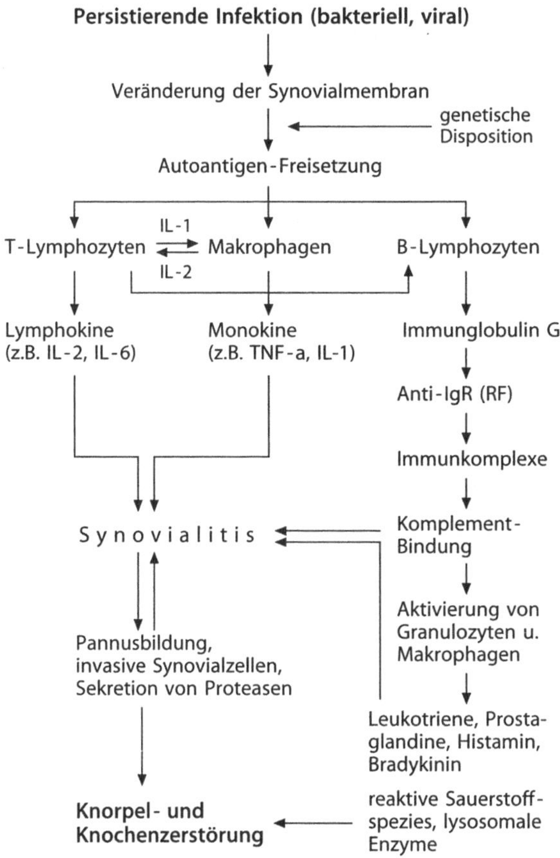

Abb. 2. (Teilweise hypothetische) Pathogenese der rheumatoiden Arthritis. IL: Interleukin, RF: Rheumafaktor, TNF-α: Tumornekrosefaktor α. (Aus Thews et al. 1999)

diatoren, wie z. B. Bradykinin, Serotonin, Prostaglandine und Histamin (Abb. 3), freigesetzt, die eine entzündliche Reaktion weiter aufrechterhalten (Abb. 5). Der chronische Verlauf der Gelenkentzündung wird mit diesem Circulus vitiosus erklärt, der positive Rückkopplungprozeß erfährt durch die Freisetzung von Lymphokinen aus T-Lymphozyten und von Monokinen aus Monozyten noch eine zusätzliche Verstärkung (Abb. 5).

Bedingt durch den Entzündungsprozeß wird die Knorpeloberfläche und das Synovialgewebe mit Fibrin überzogen, das sich bildende

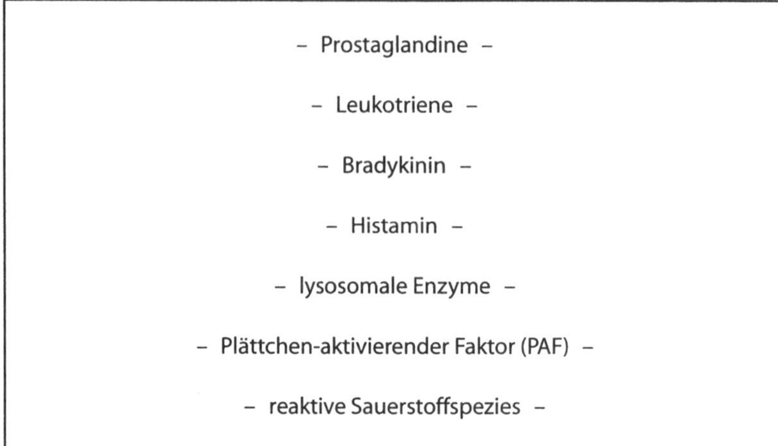

Abb. 3. Wichtige Entzündungsmediatoren

– Rötung (Rubor) –

– Erwärmung (Calor) –

– Schwellung (Tumor) –

– Schmerz (Dolor) –

– gestörte Funktion (Functio laesa) –

Abb. 4. Symptome der entzündlichen Reaktion

zottenförmige Granulationsgewebe wird als Pannus bezeichnet. Mit der fortschreitenden Zerstörung der Knorpelschicht durch die lysosomalen Enzyme verschmelzen die im späten Stadium knorpelfreien Gelenkelemente, weitere Schädigungen sind Knochenzerstörungen und Verengungen der Gelenkkapsel durch Narbenbildung.

Die chronische Polyarthritis zeichnet sich durch einen schubartigen Verlauf aus, Appetitlosigkeit, leichte Ermüdbarkeit, allgemeine

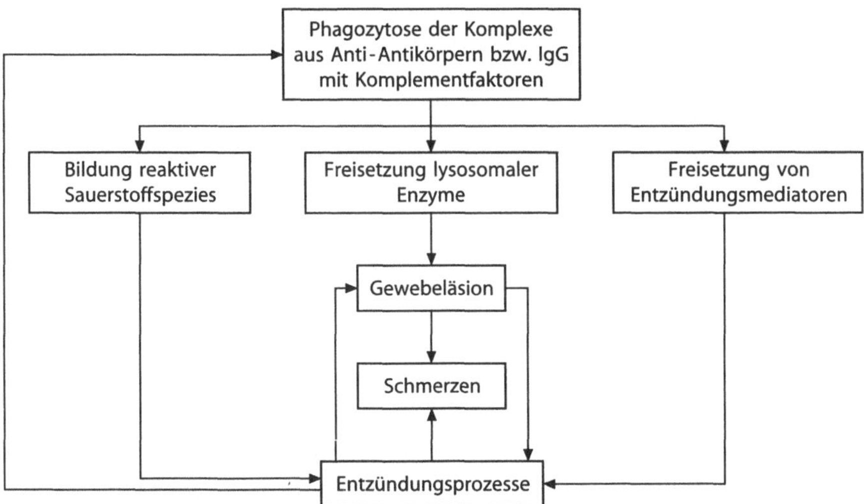

Abb. 5. Circulus vitiosus in der Pathogenese der chronischen Polyarthritis

Schwäche, Gewichtsverlust, manchmal Fieber sind Symptome im sogenannten Prodromalstadium. Der klinische Verlauf wird in vier Stadien unterteilt:

- *Stadium 1:* Morgensteifigkeit und Schmerzen bzw. Schwellungen an kleinen und mittleren Gelenken mit einer Häufung im Bereich der Fingergrundgelenke und der Fingermittelgelenke.
- *Stadium 2:* Bewegungs- und Ruheschmerz, Befall der großen Gelenke, die Morgensteifigkeit dauert länger an, und es werden bereits geringe Funktionsverluste in den Gelenken beobachtet.
- *Stadium 3:* Deformationen an den Gelenken mit Abweichungen von den Achsen sowie Verrenkungen, signifikante Gelenkschwellungen, Morgensteifigkeit bis zu 6 Stunden, Verstärkung der Störungen im funktionellen Bereich.
- *Stadium 4:* Additiv zu den in den vorangehenden Stadien beobachteten Symptomen findet man knöcherne und fibröse Gelenkversteifungen (Ankylosen). Der Bedarf an Hilfe bei den täglichen Verrichtungen nimmt zu, es droht Invalidität.

Die als Systemerkrankung des Bindegewebes charakterisierte chronische Polyarthritis ist auch Ursache für Defekte an anderen Organsystemen, z. B. Muskelveränderungen (Knötchen, Atrophie), periphere Neuropathien, Augenerkrankungen und Gefäßentzündungen ausgelöst durch Immunvorgänge (Immunvaskulitis).

Spondylitis ankylosans (Morbus Bechterew)

Beim Morbus Bechterew (Spondylitis ankylosans) handelt es sich um eine chronische, entzündlich-degenerative Erkrankung der Wirbelsäulengelenke einschließlich des Bandapparates und der Bandscheiben; wirbelsäulennahe Gelenke und Organe sind in etwa einem Drittel der Fälle ebenfalls betroffen. Die Krankheit manifestiert sich bevorzugt an den Gelenken zwischen Kreuz- und Darmbein, und man findet eine auffallende Häufung der Erkrankung bei jungen Männern. Es werden erbliche Faktoren diskutiert, ohne allerdings die Ätiologie genau zu kennen. Es sind zwei Wege denkbar:

- Proliferation des Bindegewebes verbunden mit Knorpel- und Knochenabbau, anschließend werden diese Bereiche (Knorpel, Knochen) neu gebildet,
- ein unmittelbarer Knorpel- und Knochenumbau.

Die Krankheit beginnt mit uncharakteristischen Beschwerden, Bewegungs- und Erschütterungsempfindlichkeit der Wirbelsäule, Ischialgien und Kreuzbeinschmerzen. Nach einer mehrjährigen Latenz kommt es zu einer irreversiblen Verknöcherung im Wirbelsäulen- und Thoraxbereich mit der daraus resultierenden typischen Rundrücken-Haltung. Im ungünstigsten Falle beobachtet man Myo- und Endokarditis sowie eine allmählich erliegende Brustatmung.

Psoriasis-Arthritis

Als Begleiterscheinung der Hautphänomene bei der Psoriasis findet man zeitgleich oder zeitversetzt arthritische Krankheitsbilder, ohne deren Ätiologie zu kennen. Es können dabei alle Gelenke betroffen sein. Wie bei der Polyarthritis besteht auch hier die Gefahr der Gelenkdeformation, Rheumafaktoren dagegen lassen sich nicht nachweisen.

Kollagenosen

Unter dem Oberbegriff Kollagenosen werden durch generalisierte Autoimmunprozesse verschiedener Ursachen bedingte Krankheiten mit Bindegewebsveränderungen zusammengefaßt, wie z. B. Lupus erythematodes (LE), Sklerodermie, Eosinophilia infectiosa und andere (s. Tab. 1).

Bei dem insbesondere bei Frauen im gebärfähigen Alter auftretenden Lupus erythematodes handelt es sich um eine Autoimmunerkrankung mit Bildung von Autoantikörpern gegen Antigene der Zellkerne, unter Umständen auch gegen Blutzellen und andere Gewebe. Die daraus resultierenden Immunkomplexe werden über den Blutkreislauf transportiert und lagern sich in die Gefäßwände ein. Eine Gefäßentzündung (Vaskulitis), die je nach Verlaufsform zu weiteren Veränderungen an der Haut, den Gelenken und inneren Organen führt, ist die Konsequenz. Die Gefäßentzündung und ebenso eine gegebene Entzündung in der Umgebung der Gefäße führen zu einer Arthritis, Peri- und Myokarditis, Enzephalitis und Glomerulonephritis. Das Anfangsstadium ist gekennzeichnet durch hohes Fieber, Polyarthritis und ein typisches Gesichtserythem (Schmetterlingsform). Im Verlauf der Erkrankung kann es zu spontanen Remissionen, aber auch zur Verschlimmerung des Zustandes kommen, rasch tödlich verlaufende Formen sind ebenfalls bekannt.

Die Sklerodermie läßt sich als eine Störung des Kollagenstoffwechsels von Gefäßen und Interstitium mit einer starken Vermehrung und dichten Zusammenlagerung von kollagenen Fasern beschreiben. Sie betrifft Haut, Schleimhaut, Gelenke und in einer späteren Phase eventuell auch innere Organe. Die Ursache der Erkrankung ist nicht bekannt, im Plasma finden sich vermehrt Immunglobulin A und α_2-Makroglobulin, vereinzelt auch Antikörper gegen Erythrozyten. Die Häufigkeit ist bei Frauen etwa doppelt so hoch wie bei Männern. Zu Beginn der Krankheit entsprechen die

Symptome denen des Morbus Raynaud (Angioneuropathie) mit einer Konstriktion der Fingerarterien, begleitet von Empfindungsstörungen und Schmerzen. Nachfolgend wird eine Verhärtung der Haut und des Unterhautbindegewebes bevorzugt im Bereich der Hände und des Gesichtes beobachtet, eine Mundverengung sowie ein Maskengesicht können im weiteren Verlauf der Erkrankung auftreten. Diese Veränderungen stehen nicht im Zusammenhang mit einem Befall innerer Organe. Insbesondere im Gastrointestinaltrakt kommt es nämlich zu sklerosierenden Veränderungen mit Verlust der Wandelastizität im unteren Oesophagus, dem Magen und dem oberen Dünndarm, als Konsequenz werden Schluckbeschwerden, Malabsorption und Passageverlangsamung festgestellt. Die Bindegewebe der übrigen Organe, z. B. von Lunge, Herz, Milz und Nieren sind seltener betroffen. Herzinsuffizienz, Veränderungen an der Lunge und den Nieren können allerdings zum Tod führen.

Arthrosis deformans

Unter Arthrose, im eigentlichen Sinne der Arthrosis deformans, faßt man vorwiegend degenerative Erkrankungen der peripheren Gelenke verschiedener Ursachen zusammen, die als Folge von Abnutzungserscheinungen am Gelenkknorpel entstehen. Bei den Knorpelsubstanzen beobachtet man eine Zunahme an Kollagen, während Chondroitinsulfat in geringerem Umfang gebildet wird. Durch ein Mißverhältnis von Tragfähigkeit zu Belastung, z. B. bei Übergewicht, nimmt die funktionsbehindernde Gelenksveränderung ständig zu. Auch Traumen, entzündliche Prozesse oder Abnormalitäten im Stoffwechsel fördern die Progression der Erkrankung. Die häufigste Form der Arthrose ist die des Hüftgelenks (Coxarthrose), gefolgt von der des Kniegelenks (Gonarthrose) und der des Schultergelenks (Omarthrose). Bei adipösen Patienten tritt mit großer Häufigkeit die primäre Coxarthrose auf; Hüftdysplasie und Subluxationen im Bereich der Hüfte sind häufige Ursachen der sekundären Coxarthrose. Eine beidseitige Kniegelenkarthrose findet sich nicht selten bei übergewichtigen Frauen. Degenerative Prozesse sind aber nicht auf die großen Gelenken beschränkt, sondern können auch kleinere und mittlere betreffen, insbesondere sind hierbei die Arthrosen der Fingerendgelenke zu nennen. Nach einer anfänglichen Steifigkeit und Schmerzen bei Belastung treten in späteren Stadien der Erkrankung diese Symptome auch in der Nacht auf, und es entwickeln sich Behinderungen beim Bewegungsablauf.

Chondrosen

Degenerative Veränderungen an den Bandscheiben bezeichnet man als Chondrosen. Ursachen können Überbelastungen, aber auch konstitutionelle Faktoren sein, die zu einer Flüssigkeitsabnahme des inneren Gallertkernes führen. Durch diese Veränderungen sinkt die Elastizität, Einrisse und Ablösungen von Teilen der Faserringe sind möglich, und es kann sich der Gallertkern verlagern, vorwölben, eingeklemmt werden sowie in den Rückenmarkskanal eindringen (Bandscheibenvorfall). Eine Degeneration der knorpeligen Abschlußplatte der Wirbelkörper mit einer nachfolgenden Zerstörung der Bandscheibe bezeichnet man als Osteochondrose. Eine Osteophytenbildung als Folge von Veränderungen an den Wirbelkörpern nennt man Spondylosen, die Spondylarthrosen sind gekennzeichnet durch Umbauvorgänge an den Zwischenwirbelgelenken. Beschädigungen an den Wirbelkörpern äußern sich in Schmerzen nach Druck-, Stauch- und Klopfbelastung, die daraus resultierende Verspannung der Muskulatur führt zu Schonhaltungen und Fehlstellungen. Auch Nervenkompressionen durch ein Festhalten der Wirbelgelenke in einer Fehlhaltung lösen Schmerzattacken aus, z. B. beim Hexenschuß oder Schiefhals, Neuralgien, Parästhesien und Ausfälle der Reflexe sind Folgen des Drucks von kollabierten Gallertkernen auf Spinalnerven. Häufig betroffen sind die untere Halswirbelsäule und die Lendenwirbelsäule, man spricht vom Zervikal- bzw. Lumbalsyndrom. Der Hexenschuß (Lumbalgie), begleitet von einer Ischiasneuralgie, ist die häufigste Form des Lumbalsyndroms.

Extraartikuläre Erkrankungen

Treten chronisch-entzündliche oder degenerative Veränderungen außerhalb der Gelenke, z. B. am Bindegewebe von Subkutis, Sehnen, Sehnenscheiden, Knochenhaut, Muskeln oder Schleimbeuteln auf, so spricht man von extraartikulären Rheumaformen. Ein Beispiel dafür ist die schmerzhafte Muskelverhärtung (Myogelose) infolge kolloidchemischer Veränderungen oder Spannungszunahme einzelner Fasern auch nach längerer Fehlbeanspruchung. Ferner sind in diesem Zusammenhang die Schleimbeutelentzündung (Bursitis), die akut oder chronisch nach örtlicher Infektion, aber auch nach stumpfen Traumen ablaufen kann, die Sehnenentzündung (Tendinitis) mit einer Veränderung der Sehnenfasern, eventuell auch nekrotisierend und mit Kalkeinlagerungen verbunden, und die Sehnenscheidenentzündung (Tendovaginitis), die stets mit schmerzhaften funktionellen Störungen einhergeht (mit einer Abgrenzung zwischen infektiösen und unspezifischen und nichtinfektiösen Formen) zu nennen. Auch die Entzündung des subkutanen Fettgewebes (Panniculitis), meist als Folge einer tiefen Vasculititis bzw. hypertonen Durchblutungsstörung, in Begleitung oder Folge einer Hypodermitis, gehört zu den extraartikulären Rheumaformen.

Sonstige Rheumatische Erkrankungen

Neben den chronisch-entzündlichen Erkrankungen sowie den degenerativen Prozessen gibt es eine Reihe von genetisch bedingten Entwicklungsstörungen des Bindegewebes, z. B. das Marfan-Syndrom, die relativ selten vorkommen und daher nicht im einzelnen besprochen werden sollen.

1.3 Grundlagen der Diagnostik

Während die degenerativen Prozesse der Arthrose mit zunehmendem Alter häufiger auftreten, sind die übrigen Krankheitsbilder, insbesondere die Polyarthritis, altersunabhängig. Subjektive und objektive Beschwerden werden oft als „Rheuma" bewertet – ohne eigentliche Diagnose. Da Erkrankungen des rheumatischen Formenkreises nicht nur lokal begrenzt auftreten, sondern sich daraus akute und chronische Erkrankungen mit systemischen Charakter entwickeln können, die sowohl die Lebensqualität mindern als auch die Lebenserwartung verkürzen, ist eine exakte Diagnose besonders wichtig. Die nachfolgenden Ausführungen beschränken sich auf die häufigsten Krankheitsbilder, weitere Informationen können den in Kapitel 6 genannten Lehrbüchern entnommen werden.

Nach eingehender rheumatologischer Anamnese wird die Untersuchung des Bewegungsapparates mit Inspektion, Palpation und Funktionsprüfung der Gewebe bzw. Gewebestrukturen durchgeführt. Zusätzlich sind stets eine komplette internistische sowie orientierende neurologische Anamnese und Untersuchung erforderlich, da bei entzündlich-rheumatischen Erkrankungen häufig Organbeteiligungen von Herz, Lunge, Niere und ZNS vorliegen. Wichtigster Punkt bei der Untersuchung der Gelenke ist die Feststellung von Schwellungen, die durch eine Synovialitis, einen Gelenkerguß, eine Kapselfibrose oder eine Osteophytose verursacht werden können. Im Gegensatz zur Arthrose mit einer derben Schwellung ist diese bei der akuten Arthritis fluktuierend und weich, der Schmerz tritt bei der chronischen Arthritis häufig in den Morgenstunden, dagegen bevorzugt abends und in der Nacht bei der Arthrose auf, wobei er belastungsunabhängig ist. Im Bereich der Wirbelsäule werden die Haltung des Patienten, der Beckenstand in Verbindung mit der Beinlänge und die Muskulatur untersucht. Die palpatorische Suche nach Druck- und Schüttelschmerzen dient der weiteren diagnostischen Abgrenzung. Im Rahmen der Weichteiluntersuchung sind juxtaartikuläre Schwellungen zu beachten. Die Haut ist auf Verfärbungen, andere Hautveränderungen, die Hautdurchblutung bzw. auf Haarausfall, ein Erythema nodosum sowie eine Haut- und Nagelpsoriasis zu untersuchen.

Die Labordiagnostik basiert auf der Überprüfung der humoralen Entzündungsaktivitäten, durch erhöhte Werte für BSG oder Akute-Phase-Proteine, wie z. B. C-reaktives Protein, und eine Thrombozytose, seltener eine Leukozytose, die charakterisiert werden. Als Immunphänomene bei entzündlichen Formen rheumatischer Erkrankungen sind antibakterielle Antikörper bzw. HLA-B27 bei der Spondarthritis, Rheumafaktoren bei der rheumatoiden Arthritis und Hypergammaglobulinämie sowie antinukleäre Antikörper bei den Kollagenosen zu nennen. Diese Phänomene sind stets nur richtungsweisend, niemals spezifisch für die genannten Erkrankungen, durch nachgeschaltete Untersuchungen ist jedoch eine genauere

Diagnose möglich. Bei allen nosologisch nicht einzuordnenden Gelenkergüssen ist die Synovialdiagnose erforderlich, um neben einer makroskopischen Einschätzung über die mikroskopische Analyse mit der Bestimmung der Leukozytenzahl, dem Nachweis von Bakterien und dem Auffinden von Kristallen eine Differenzierung zwischen rheumatoider Arthritis, bakterieller Infektion und Reizerguß bei einer Arthrose zu ermöglichen.

Arthritiszeichen, wie periartikuläre Weichteilschwellungen, gelenknahe Osteoporose, Konturdefekte an der Knorpel-Knochen-Grenze, arthritische Verstümmelungen, zystische Osteolyse und Gelenkfehlstellungen, bilden die Grundlagen für die Röntgendiagnostik beim Gelenkrheumatismus. Als Arthrosezeichen sind die exzentrische Gelenkspaltverschmälerung, Osteophytenbildung, subchondrale Sklerosierung und Verknöcherung der Gelenkkapsel zu nennen. Entzündliche bzw. degenerative Veränderungen am Achsenskelett sind ebenfalls zu erfassen. Eine Unterscheidung zwischen Ergüssen und synovialen Verdickungen sowie zwischen einer Baker-Zyste und einer Phlebothrombose ermöglicht die Arthrosonographie. Die Darstellung der entzündeten Gelenke gelingt szintigraphisch unter Verwendung von ^{99m}Technetium-Pertechnetat.

Unter dem Begriff der rheumatoiden Arthritis faßt man eine Gruppe von Erkrankungen zusammen, die, ohne die Ätiologie genau zu kennen, labortechnisch durch den Rheumafaktor und klinisch durch eine chronisch-destruierende Synovialitis charakterisiert wird. Es liegt dabei eine chronische Entzündung der Synovialmembran in den Gelenken, Sehnenscheiden und den Bursae vor. Zur Abgrenzung von anderen Rheumaformen werden die vom American College for Rheumatology vorgeschlagenen sieben Kriterien herangezogen, vier der Kriterien müssen dabei erfüllt sein:

1. über mindestens sechs Wochen bestehende Morgensteifigkeit von wenigstens einer Stunde,
2. Arthritis in drei oder mehr Gelenken,
3. über mindestens sechs Wochen bestehende Arthritis an Hand- oder Fingergelenken,
4. symmetrische Arthritis mit entsprechendem Zeitverlauf,
5. Rheumaknoten,

6. Rheumafaktoren und
7. typische Veränderungen im Röntgenbild.

Kriterien für die entzündliche rheumatische Erkrankung Spondarthritis sind positive Familienanamnese, Psoriasis, entzündliche Darmerkrankung und Urethritis, Zervizitis, akute Diarrhoe, Fersenschmerz und Sakroiliitis. Beim Morbus Bechterew (ankylosierende Spondylitis) werden als Kriterien Schmerzhaftigkeit und Steifheit der Lendenregion genannt, die im Ruhestadium nicht verschwinden, Schmerzhaftigkeit und Steifheit im Bereich der Brustwirbelsäule, verminderte respiratorische Beweglichkeit des Brustkorbs, verminderte Beweglichkeit im Bereich der Lendenwirbelsäule, Augenbeteiligung im Sinne einer akuten rezidivierenden Iritis und röntgenologischer Nachweis der bilateral-symmetrischen Veränderung der Sakroiliakalgelenke. Die Diagnose gilt als gesichert, wenn entweder vier der klinischen Zeichen oder der röntgenologische Nachweis zusammen mit einem der klinischen Zeichen vorliegen.

Entzündliche Gelenkerkrankungen, die im Anschluß an bakterielle gastrointestinale oder urogenitale Infektionen auftreten, werden unter dem Begriff reaktive Arthritis zusammengefaßt. Krankheitszeichen finden sich in zeitlichem Abstand zur Primärinfektion und in örtlicher Distanz zum Primärort. Neben dem Gelenkbefall kommt es zum Teil zu einer extraartikulären Manifestation an Haut und Schleimhaut sowie am Auge. Als Indikatoren dienen die Entzündungsparameter BSG und CRP, HLA-B27 sowie der direkte Nachweis des Erregers im Stuhl, Kolon, Ileum, Urethra, Zervix und Gelenk. Die Serologie stützt sich auf Antikörper im Blut und avitale Zellfragmente im Gelenk.

Das rheumatische Fieber ist eine Folge einer Hals- bzw. Racheninfektion mit β-hämolysierenden A-Streptokokken. Neben der sehr schmerzhaften Polyarthritis können Karditis und/oder Stammganglienenzephalitis auftreten, an der Haut das Erythema anulare, rheumatische Granulome werden am Periost und den Sehnenansätzen festgestellt. Zur Abgrenzung des rheumatischen Fiebers von anderen Rheumaformen dienen die Kriterien nach Jones, die als Hauptkriterien Karditis, Polyarthritis, Stammganglienenzephalitis, Erythema anulare und subkutane Knötchen nennen. Als Nebenkriterien werden Fieber, Arthralgien, BSG-Erhöhung, Leukozytose, CRP-positiver Befund und im EKG eine PQ-Verlängerung genannt. Die Diagnose gilt als gesichert, wenn zwei Haupt- oder ein Haupt- und zwei Nebenkriterien erfüllt sind, insbesondere dann, wenn eine vorausgehende Streptokokkeninfektion gesichert wurde.

Der systemische Lupus erythematodes ist der Prototyp einer generalisierten Autoimmunerkrankung, die durch eine schubweise verlaufende chronische Entzündung des Gefäßbindegewebes charakterisiert ist. Bei noch unbekannter Ätiologie kann er über verschiedene indizierte Immunmechanismen durch exogene Faktoren hervorgerufen werden. Die Labordiagnostik stützt sich im wesentlichen auf den Nachweis von antinukleären Antikörpern und die Autoantikörper gegen Zelloberflächenantigene, gegen Zytoplasmakomponenten, gegen Mitochondrien, Ribosomen, Lysosomen sowie gegen Serumeiweißkörper. Hämatologisch können Anämie, Leuko- und Thrombopenie einzeln oder zusammen nachgewiesen werden.

Unter Arthrose faßt man degenerative Gelenkerkrankungen zusammen, die zur Destruktion des Knorpels mit einer Veränderung der Umgebung führen. In der Diagnostik spielt die Röntgenaufnahme eine zentrale Rolle, daneben sind Anamnese und klinische Befunde zum Bewegungsschmerz, Krepitation, Deformität und eingeschränkte Beweglichkeit von Bedeutung. Durch den Knorpelschwund resultiert eine asymmetrische Gelenkspaltverschmälerung, als Reaktion des Knochens findet man eine subchondrale Sklerose und Osteophytenbildung. Schwere Fälle sind durch eine grobe Deformierung gekennzeichnet. Das Röntgenbild und die Beschwerden des Patienten korrelieren meist nicht.

Eine degenerative Wirbel- bzw. Wirbelsäulenerkrankung, die durch Strukturveränderungen des Knorpel verursacht wird, bezeichnet man als Spondylarthrose. Neben der klinischen Symptomatik sind die Röntgenbefunde in Verbindung mit CT und NMR für die sichere Diagnose entscheidend.

1.4 Behandlungsziele

Die in Zusammenhang mit rheumatischen Erkrankungen auftretenden Schmerzen erfordern neben der Beobachtung sich verstärkender Symptome und des zunehmenden Bewegungsverlusts die besondere Aufmerksamkeit bei der Behandlung, insbesondere um dem Patienten Angst, Depression und Vertrauensverlust zu ersparen. Idealerweise sollte die Therapie der rheumatischen Erkrankungen in einem Team (Rheumatologe, Orthopäde, Physiotherapeut usw.) unter Einbeziehung der Familie des Patienten erfolgen. Im Mittelpunkt der Behandlung müssen der Patient und sein Schmerz stehen – wenn es auch nicht immer gelingt, den Schmerz gesamthaft zu beseitigen. Die Arzneimitteltherapie sollte durch physikalische Maßnahmen, Ratschläge für das tägliche Leben usw. unterstützt werden. Da die Ursachen der meisten rheumatischen Erkrankungen unbekannt sind, konzentriert sich die Behandlung auf die Minderung des Schmerzes, Kontrolle des Entzündungsprozesses und Beeinflussung der Progression verbunden mit dem Anspruch, die Lebensqualität zu erhalten bzw. zu verbessern. Als einzelne Ziele der Therapie sind zu nennen:

- Schmerzverringerung zur Verbesserung der Lebensqualität (bei Arbeit und Freizeit),
- Beseitigung der Steifheit und der Schwellungen, um die normalen Funktionen und eine hohe Mobilität zu gewährleisten,
- Aufrechterhaltung bzw. Verbesserung des allgemeinen Gesundheitszustandes (Wohlbefinden, normale Ernährung, Vermeidung einer Anämie)
- Unterbindung von Angst und Depression,
- Aufrechterhaltung der mentalen Gesundheit,
- Behandlung von metabolischen Abnormalitäten.

Die Auswahl der Arzneistoffe und die Optimierung des Therapieschemas sollte unter Berücksichtigung individueller Laborparameter (Blut, Leber, Niere, Magen-Darm-Trakt, Metabolisierungskapazität, immunologischer Status) sowie von Begleiterkrankungen bzw. von Stoffwechselabnormalitäten erfolgen. Die Wechselwirkungen gleichzeitig eingenommener Medikamente müssen dabei berücksichtigt werden.

Diese Ziele lassen sich nur dann erreichen, wenn alle an der Behandlung Beteiligten und für die Therapie Verantwortlichen, die vorangehend genannt wurden, unter Berücksichtigung der individuellen Probleme des einzelnen Patienten diese Ziele in das Behandlungsschema einbeziehen.

1.5 Arzneistoffauswahl anhand klinisch-pharmakologischer Faktoren

Für die Behandlung von Erkrankungen des rheumatischen Formenkreises stehen die

- nichtsteroidalen Antirheumatika (NSAR),
- die Basismedikamente, die im Angelsächsischen als „disease-modifying antirheumatic drugs“ (DMARDs) bezeichnet werden und
- die Glucocorticoide zur Verfügung.

Ergänzend zu diesen Stoffgruppen können immunmodulierende Agentien eingesetzt werden, die sich insbesondere bei der Behandlung früher Phasen rheumatischer Erkrankungen bewährt haben. Daneben sind Wirkstoffe zu nennen, die die Stimmung und das Wohlbefinden verbessern. Unabhängig von der Ätiologie erfordert die Behandlung rheumatischer Erkrankungen eine Langzeit- bzw. Dauertherapie mit der Notwendigkeit einer individuellen Anpassung und Kontrolle, da keine festen Behandlungsschemata anwendbar sind. Einige Richtlinien aufgrund von klinischen Faktoren für die Auswahl und Anwendung verschiedener Wirkstoffe sind nachfolgend zusammengefaßt.

1.5.1 Art der Erkrankung

Hochdosierte antiinflammatorische Wirkstoffe aus der Reihe der NSAR sind angezeigt bei der Behandlung der schweren rheumatoiden Arthritis oder der reaktiven Arthritis und der akuten Gicht. Bei Erkrankungen mit intermittierendem Schmerz ohne Entzündungsprozesse, wie z. B. der Osteoarthritis, genügen einfache rasch wirksame Analgetika, wie z. B. Paracetamol. Falls der Schmerz nicht kontrollierbar ist oder Entzündungen auftreten, sind NSAR alternierend zu geben.

1.5.2 Stadium der Erkrankung

Ist der chronische Verlauf der rheumatischen Erkrankung gesichert und eine Progression nicht mehr mit NSAR beherrschbar, so sind die Basismedikamente angezeigt, die bei rechtzeitigem Einsatz die Progression verlangsamen können.

1.5.3 Existenz von Schäden im Magen-Darmtrakt

Einige Patienten, insbesondere solche mit der Anamnese eines peptischen Ulkus, vertragen nichtsteroidale Antirheumatika sehr schlecht, d. h. es müssen besser verträgliche Substanzen wie die neuentwickelten NSAR mit COX-2-Selektivität ausgewählt werden oder man kombiniert die NSAR mit Substanzen, die die Magen-Darmschleimhaut schützen, z. B. Misoprostol. In einigen Fällen kann man NSAR durch einfache Analgetika ersetzen. Sollte dennoch ein Antirheumamittel erforderlich sein, so sollte man ggf. Suppositorien verwenden.

1.5.4 Berücksichtigung von zusätzlichen Erkrankungen

Da viele Rheumapatienten multimorbid sind und zusätzlich aufgrund von Herz-Kreislauf-Erkrankungen, Nieren- oder Leberinsuffizienz behandelt werden, ist bei der Verwendung von NSAR und von Basismedikamenten besondere Vorsicht geboten, da mit einer Flüssigkeitsretention, Veränderungen von renalen oder hepatischen Funktionen sowie einer Verschlechterung der Herz-Kreislauf-Situation zu rechnen ist.

1.5.5 Arzneistoff-Wechselwirkungen

Wechselwirkungen zwischen unterschiedlichen Arzneistoffen werden in der Literatur beschrieben. Für die NSAR ist bekannt, daß sie die Effekte von Antihypertensiva abschwächen, die von Antikoagulantien dagegen verstärken. Im Falle einer Lithiumtherapie ist eine individuelle Dosisanpassung erforderlich. Die Interaktionen der einzelnen NSAR werden in Verbindung mit deren Substanzprofil nachfolgend besprochen. Abgesehen von Methotrexat sind die Wechselwirkungen der Basismedikamente DMARDs (s. o.) weniger bedeutsam. Bei Methotrexat sinkt die renale Clearence bei gleichzeitiger Applikation von NSAR, so daß mit steigender Plasmakonzentration die Toxizität zunimmt. Bei einer Niedrigdosierung (bis zu 25 mg/Woche), die in der Rheumatherapie bevorzugt wird, ist mit dieser Problematik allerdings nicht zu rechnen. Schwerwiegende hämatologische Toxizität kann bei der gleichzeitigen Einnahme von Methotrexat und Folatantagonisten, z. B. Sulfonamiden allein oder in Kombination mit Trimethroprim (z. B. Cotrimoxazol), auftreten. Solche Kombinationen sollten möglichst vermieden werden. Die gleichzeitige Gabe von Methotrexat und Sulfasalazin wird dagegen in der Regel ohne toxische Effekte toleriert. Tenidap, ein Wirkstoff mit Cyclooxygenase hemmenden und Cytokin modulierenden Eigenschaften (Besprechung bei den einzelnen Stoffen), scheint ein ähnliches Wechselwirkungsprofil mit anderen Substanzen zu haben wie die NSAR.

1.5.6 Einbeziehung des Patienten

Die Patienten können am besten die Wirkung des Medikaments einschließlich der unerwünschten Effekte beurteilen, d. h. sie müssen vorbehaltlos über Wirkung und eventuell unerwünschte Eigenschaften aufgeklärt werden, um eine zuverlässige Compliance bei der Langzeittherapie zu erreichen.

1.5.7 Unterweisung und Mitwirkung des Patienten

Die Mitwirkung und Unterweisung der Patienten ist generell von großer Bedeutung bei der Therapie rheumatischer Erkrankungen. Informationen zur Erkrankung, mögliche therapeutische Prinzipien, unerwünschte Effekte und auch die Grenzen der Behandlungsmöglichkeiten tragen zu einer besseren Akzeptanz bei und ermöglichen die Behandlung in einem relativ frühen Stadium, so daß ein Verlust der Funktionalität und Beweglichkeit im jungen Alter vermieden bzw. zeitlich verzögert wird. Patienten, die mit Goldpräparaten oder Penicillamin behandelt werden, sind nach Unterweisung in der Lage, selbständig ihren Urin auf eine eventuelle Proteinurie bzw. Hämaturie im Sinne eines „drug monitoring" zu kontrollieren. Die Einbeziehung verschiedener Formen der Physiotherapie mit spezifischen oder unspezifischen Übungen trägt ebenfalls zur Verbesserung der Gesamtsituation bei. Da – wie schon mehrfach ausgeführt – die Patienten mit rheumatischen Erkrankungen in einer Langzeit- bzw. Dauertherapie leben, ist die Kommunikation zwischen der Gruppe der Therapeuten und dem einzelnen Patienten mit einer Hilfestellung für alle Situationen des täglichen Lebens besonders bedeutsam.

2 Arzneistoffe

2.1 Generelle Unterteilung und Wirkeigenschaften

2.1.1 Basistherapeutika

(Disease-modifying antirheumatic drugs = DMARDs, slow-acting antirheumatic drugs)

Unter diesem Begriff werden strukturell sehr unterschiedliche Substanzen zusammengefaßt, wie z. B. Antimalariamittel, Goldverbindungen, Penicillamin, Sulfasalazin, Ciclosporin und Methotrexat. Sie sind indiziert, wenn durch Behandlung mit Glucocorticoiden oder NSAR die Progression nicht beeinflußt werden kann. Im Falle einer rheumatoiden Arthritis verlangsamen sie die destruierenden Prozesse bei den Patienten. Die Eigenschaften der einzelnen Substanzen und ihr jeweiliger Wirkmechanismus werden im Zusammenhang mit ihrem Substanzprofil vorgestellt. Da sich Gelenkveränderungen bei Patienten mit rheumatoider Arthritis in der Regel in den ersten zwei Jahren der Erkrankung entwickeln, sollten Basismedikamente möglichst bald für die Therapie eingesetzt werden. Man beobachtet zunehmend, daß Rheumatologen dieser Vorgabe folgen und DMARDs unmittelbar nach der Diagnose verordnen. Hier ist es besonders wichtig, die Unterschiede in den Mechanismen zu beachten, das Spektrum der unerwünschten Effekte zu berücksichtigen und den Patienten individuell einzustellen. Erwünschte und unerwünschte Effekte sind laufend zu beobachten und zu kontrollieren.

2.1.2 Glucocorticoide

Im Bereich der Glucocorticoide sind es insbesondere Prednisolon, Prednison, Methylprednisolon, Dexamethason und Betamethason, die seit etwa 50 Jahren zur Behandlung von Erkrankungen des rheumatischen Formenkreises eingesetzt werden.

Glucocorticoide permeieren die Zellmembran und binden an einen spezifischen Steroidrezeptor, der nach einer Konformationsänderung als Rezeptorligandkomplex in den Zellkern eindringt, mit der chromosomalen DNA wechselwirkt und die Synthese von messenger-RNA beeinflußt. All diese Phänomene ereignen sich in relativ kurzer Zeit, d. h. etwa innerhalb von 2 Stunden nach Applikation lassen sich die zellulären Antworten nachweisen. Eines der Proteine, das durch Glucocorticoide induziert wird, ist Lipocortin, welches das für die Freisetzung von Arachidonsäure aus den Phospholipiden erforderliche Enzym Phospholipase A_2 inhibiert, so daß die Menge an Arachidonsäure als Substrat für die Lipoxygenasen und Cyclooxygenasen verringert wird. Eine geringere Bildung an Leukotrienen und Prostaglandinen, die proinflammatorische Eigenschaften haben, ist die Konsequenz dieser Interaktion. Unabhängig von diesem Weg inhibieren Glucocorticoide verschiedene Cytokine, die z. B. verantwortlich sind für die Expression des Isoenzyms Cyclooxygenase-2 (siehe 2.1.3), das unter anderem für die Produktion von pathologisch wirkenden Prostaglandinen in entzündeten Arealen verantwortlich gemacht wird. Die Verwendung von Glucocorticoiden bei rheumatischen Erkrankungen ist angezeigt als Basistherapie, als Kurzzeittherapie mit rasch abnehmenden Dosen bei akuten Schüben der Erkrankungen (oftmals intravenöse Gabe), als intraartikuläre oder intraläsionale Injektionen und zu Beginn einer Behandlung, die mit Basismedikamenten fortgesetzt werden soll.

2.1.3 Nichtsteroidale Antirheumatika (NSAR)

Nichtsteroidale Antirheumatika, die neben ihren antiinflammatorischen meist auch antipyretische und analgetische Wirkungen besitzen, sind die am häufigsten verordneten Medikamente zur Behandlung von Erkrankungen des rheumatischen Formenkreises, obgleich sie nur symptomatisch wirken und keinen Einfluß auf die Krankheitsprogression ausüben. In zunehmendem Maße werden NSAR auch bei nichtrheumatischen Krankheitsverläufen eingesetzt, wie z. B. dem akuten und chronischen Schmerz, Koliken im Urogenitalbereich und Dysmenorrhö. Es finden sich neuerdings auch Hinweise auf eine Wirksamkeit bei der Alzheimer-Erkrankung und für die Chemoprävention von Krebserkrankungen, insbesondere im Bereich des Kolons. Weltweit machen sie einen Hauptanteil der verkauften Medikamente aus, und es gibt Schätzungen, daß etwa ein Fünftel aller Patienten über 65 Jahre diese Wirkstoffe regelmäßig einnimmt. Strukturell grenzt man Vertreter aus der Gruppe der Salicylate, der Essigsäureabkömmlinge, der Propionsäurederivate, der Oxicame, der Fenamate und der Pyrazolone gegeneinander ab, die letzteren haben allerdings stark an Bedeutung verloren. Die einzelnen Stoffe werden in ihren pharmakokinetischen und -dynamischen Eigenschaften nachfolgend besprochen.

Die Hauptwirkung der nichtsteroidalen Antirheumatika beruht auf einer Inhibierung der Cyclooxygenasen (Isoform Cyclooxygenase-1=COX-1 und Isoform Cyclooxygenase-2=COX-2) und damit auf einer Verringerung der Synthese von Prostaglandinen. Die meisten der älteren NSAR inhibieren bevorzugt die Cyclooxygenase-1, während neue Verbindungen mit höherer Selektivität die Cyclooxygenase-2 blockieren bzw. beide Isoformen etwa gleich stark hemmen. Vorstellungen, daß die praktisch in allen Zellen vorkommende Cyclooxygenase-1 (konstitutive Isoform) für die Bildung von physiologisch wichtigen Prostaglandinen verantwortlich ist (z. B. im Rahmen der Protektion der Magenschleimhaut), die Cyclooxygenase-2 dagegen nur im Rahmen pathologischer Prozesse induziert wird, mußten zwischenzeitlich revidiert werden. Neben dem Forschungsansatz, selektive COX-2-Inhibitoren zu entwickeln, steht daher gleichberechtigt das Konzept einer ausgewogenen COX-1/COX-2-Inhibition. Ziel hierbei ist es, durch eine gleichzeitige Blockade von COX-1 und COX-2 eine bessere Magen-Darmverträglichkeit, insbesondere bei einer Langzeittherapie, zu erreichen. Sekundäre Effekte, die aus der Inhibierung der Cyclooxygenasen resultieren, sind die verringerte Aktivierung von Neutrophilen und die Reduktion der T- und B-Zellproliferation. Membrangebundene Prozesse, wie z. B. die Aktivität der NADPH-Oxidase in Neutrophilen sowie die Aktivität der Phospholipase C in Makrophagen, werden ebenfalls durch die Einnahme von NSAR beeinflußt. Eine Reihe von Vorgängen, die unabhängig von der Prostaglandinproduktion sind, wie die Synthese der Proteoglykane durch Chrondrozyten, der transmembranäre Ionenfluß und die Zell-Zell-Interaktion wird ebenfalls von den NSAR beeinflußt. Da diese Effekte teilweise konzentrationsabhängig sind, kann man das individuelle Ansprechen von Patienten mit Unterschieden in der Dosierung und den pharmakokinetischen Eigenschaften der einzelnen Substanzen erklären. Der unterschiedliche Einfluß der verschiedenen NSAR auf die Aktivierung der Neutrophilen und deren Aggregation sowie auf die Umwandlung von Arachidonsäure durch Lipoxygenasen zu Hydroxyfettsäuren, Leukotrienen und Lipoxinen wird in Zusammenhang mit den Substanzprofilen erläutert. Ebenso verhalten sich alle NSAR gleich bezüglich ihrer Fähigkeit, reaktive Sauerstoffspezies zu inaktivieren, bzw. die Chemotaxis von Leukozyten zu verringern. Zu beachten ist ferner, daß die aufgezeigten Unterschiede oft nur durch In-vitro-Daten belegt sind, Untersuchungen an einem ausreichend großen Patientenkollektiv zur Bewertung der In-vivo-Befunde dagegen fehlen.

2.2 Substanzprofile

2.2.1 Basistherapeutika

2.2.1.1 Chloroquin und Hydroxychloroquin

Die seit Jahren eingesetzten Antimalariamittel Chloroquin und Hydroxychloroquin binden an die DNA, inhibieren die Lymphozytenfunktion, stabilisieren die lysosomale Membran und reduzieren die Chemotaxis, Phagozytose sowie die Superoxidproduktion durch polymorphkernige Leukozyten. Die Produktion von Interleukin-1 und dessen Freisetzung werden ebenfalls verringert. Pharmakokinetisch sind beide Substanzen durch eine extrem lange Eliminationshalbwertszeit von etwa 40 Tagen charakterisiert, und es kann etwa 3 bis 4 Monate dauern, bis die Steady-state-Plasmakonzentration erreicht wird. Dies wird teilweise zur Erklärung des verzögerten Wirkungseintritts herangezogen. In der Literatur werden als erforderliche Plasmakonzentration zwischen 0,7 und 2,1 g/l für Chloroquin zur Behandlung der rheumatoiden Arthritis angegeben, obwohl neueste Daten darauf hinweisen, daß diese Konzentrationen nicht erreicht werden. Die Einschätzung der Antimalariamittel als relativ schwache, aber sichere antirheumatische Verbindungen kann u. U. damit erklärt werden. Erhöht man jedoch die Dosen, so ist mit einem erheblichen Anstieg der Toxizität zu rechnen. Die unerwünschten Effekte der Antimalariamittel umfassen Hautrötungen, Leukopenie, periphere Neuropathie sowie Veränderungen an der Hornhaut bzw. Retina. Zu Beginn der Behandlung ist insbesondere ein vorübergehendes verschwommenes Sehen mit einer Verschlechterung der Fokussierung festzustellen, bei längerer Anwendung kommt es zur Photophobie und unklarem Sehen. Bei den geringsten Anzeichen einer retinalen Toxizität müssen die Antimalariamittel sofort abgesetzt werden. Bei Beachtung einer korrekten körpergewichtsbezogenen Dosierung ist eine irreversible Retinopathie auch bei mehrjähriger Chloroquin- bzw. Hydroxychloroquin-Therapie (s. Tagesdosis) relativ unwahrscheinlich.

INN:

Chloroquin bzw. Hydroxychloroquin

Handelspräparate (Auswahl):

Chlorochin, Resochin

Applikation:

oral

Tagesdosis:

Chloroquin: 125 mg bei 30 bis 39 kg; 162 mg bis 49 kg; 201 mg bei 50 bis 64 kg; 250 mg ab 65 kg Körpergewicht

Hydroxychloroquin: 200 mg bei 30 bis 49 kg; 200 mg, jeden zweiten Tag 400 mg, bei 50 bis 64 kg; 400 mg ab 65 kg, entsprechende Reduktion bei Niereninsuffizienz

Wirkmechanismen:

Verringerung der Aktivität von polymorphkernigen Leukozyten, Monozyten und Lymphozyten; Stabilisierung von Lysosomenmembranen

Pharmakokinetische Daten:

Bioverfügbarkeit 75–90% (Phosphat); Proteinbindung 55%; hepatische Metabolisierung (Desalkylierung, d. h. Desethyl- und bis-Desethylderivat), renale (50–70%, Chloroquin und Metaboliten) und fäkale (10%) Ausscheidung; $t_{1/2}$=6–13 d (abhängig vom Behandlungsschema)

Unerwünschte Wirkungen:

allergische Hautreaktionen, Haarentfärbung, Leukopenie, periphere Neuropathie, Veränderungen an der Hornhaut und Retina

Interaktionen:

erhöhte Lebertoxizität bei gleichzeitiger Alkoholaufnahme; gleichzeitige Gabe von Monoaminoxidase-Inhibitoren steigert die Toxizität von Chloroquin; erhöhtes Retinopathierisiko bei gleichzeitiger Behandlung mit Goldderivaten, Indometacin, Probenecid, Phenylbutazon; Myopathien oder Kardiomyopathien können bei gleichzeitiger Gabe von Glucocorticoiden verstärkt werden

Kontraindikationen:

Überempfindlichkeit gegen Aminochinoline, Erkrankungen des ZNS und blutbildenden Systems; Glucose-6-phosphat-Dehydrogenase-Mangel; besondere Vorsicht bei Niereninsuffizienz, Psoriasis, Porphyrie, Epilepsie

2.2.1.2 Goldverbindungen

Bei den Goldderivaten zur Behandlung der rheumatoiden Arthritis unterscheidet man die wasserlöslichen Verbindungen, wie z. B. Natriumaurothiomalat und Aurothioglukose, und die fettlöslichen Substanzen, wie Auranofin. Man geht davon aus, daß die Goldderivate die Aktivität der polymorphkernigen Leukozyten verringern, die T- und B-Zellaktivität herabsetzen und die Aktivierung von Makrophagen beeinflussen (Befunde aus In-vitro-Versuchen belegt). Insgesamt ist die Wirkungsweise der Goldderivate jedoch noch nicht völlig verstanden. Während Natriumaurothiomalat und Aurothioglukose intramuskulär appliziert werden, ist bei Auranofin die orale Anwendung möglich. Pharmakokinetisch sind die Goldabkömmlinge dadurch charakterisiert, daß sie selbst oder ihre Metaboliten gebunden an Plasmaproteine im Blut zirkulieren, daneben findet man signifikante Anteile in den Erythrozyten. Im Falle der wasserlöslichen Goldpräparate erfolgt eine rasche Resorption, aufgrund des öligen Vehikels verzögert sich bei Aurothioglukose die Zeit bis zum Erreichen des maximalen Plasmaspiegels. Die Elimination aus dem Körper ist langsam, und es gibt Hinweise, daß selbst 20 Jahre nach der letzten Applikation noch Goldspuren in Zellen vorhanden sind. Von Auranofin werden 25% der Dosis bei oraler Anwendung resorbiert, die Elimination erfolgt vorzugsweise über die Fäzes. Unabhängig von der Applikationsart findet man für die Goldpräparate eine Verteilung über den gesamten Körper mit einer Anreicherung in entzündeten Geweben, speziell aber auch in Makrophagen.

Die klinische Wirksamkeit von Goldderivaten im Vergleich zu Placebo ist belegt. Bei den injizierbaren Formen gibt es keine einheitliche Dosierung, die erforderlichen Dosen betragen 10 bis 150 mg/Woche. Um allergische Reaktionen auszuschließen, wird in der Regel mit 10 mg intramuskulär begonnen, die Menge kann auf 150 mg/Woche gesteigert werden, bis zu einer Gesamtdosis von etwa 1 g. Nach dem Wirkungseintritt reduziert man die Frequenz der Injektionen; die Goldtherapie wird aber fortgesetzt, wenn keine unerwünschten Effekte auftreten. In der Regel muß die Behandlung nach etwa 3 bis 5 Jahren unterbrochen werden, da die Wirksamkeit nachläßt und/oder schwere unerwünschte Wirkungen auftreten.

Im allgemeinen ist eine Behandlung mit 10 bis 50 mg Goldverbindungen wöchentlich oder monatlich über einen Zeitraum von 1 bis 2 Jahren nachweislich wirksam, bei etwa 10 bis 35% der Patienten lassen sich ein Rückgang der Schwellung an Gelenken sowie eine Verbesserung der Funktionalität als klinische Parameter feststellen.

Die Effektivität der injizierbaren Präparate ist dabei höher als die orale Gabe von Auranofin, allerdings ist die parenterale Therapie auch mit einer höheren Toxizität behaftet.

Die unerwünschten Effekte der Goldderivate sind der Hauptgrund für einen Abbruch der Therapie. Während bei Auranofin weniger unerwünschte Effekte auftreten, wie z. B. Diarrhoe, Proteinurie und Thrombozytopenie, findet man bei den injizierbaren Goldverbindungen allergische Hauteffekte, Proteinurie, Blutdyskrasie, seltener auch Enterokolitis, periphere Neuropathie, Pneumonie und Bronchiolitis. Bis zu 20% der Patienten müssen die Goldbehandlung aufgrund dieser unerwünschten Effekte abbrechen, 40% leiden darunter. Die am schwersten wiegenden unerwünschten Effekte der Goldtherapie sind Neutropenie und aplastische Anämie. Eine Abnahme der Leukozyten oder der Blutplättchen sind wichtige Hinweise auf die Entwicklung einer kompletten aplastischen Anämie. Eine Rückbildung der aplastischen Anämie, die mit einer hohen Mortalität einhergeht, wird durch hochdosierte Cortisonbehandlung, die Gabe eines chelatisierenden Agens, z. B. Dimercaprol (BAL), oder eine Knochenmarktransplantation erreicht. Aufgrund der beschriebenen relativ großen Zahl unerwünschter Effekte, einige davon mit schwerwiegenden Folgen, ist eine ständige Überwachung der Patienten durch den Rheumatologen erforderlich, besonders bedeutsam ist die Ermittlung des Blutstatus vor jeder Injektion, wenigstens aber alle 3 Monate. Der Urin sollte regelmäßig überprüft werden, um eine Proteinurie und Hämaturie auszuschließen, wobei dies häufig dem Patienten selbst übertragen werden kann. Bei Beachtung dieser Sicherheitsmaßnahmen kann die Goldtherapie der rheumatischen Arthritis sehr effektiv und auch sicher sein.

INN:
Auranofin

Handelspräparate:
Ridaura

Applikation:
oral

Tagesdosis:

6 mg

Wirkmechanismen:

siehe Natrium-aurothiomalat

Pharmakokinetische Daten:

Resorptionsquote 25%; Proteinbindung 60%; Ausscheidung 88% fäkal, 12% renal; $t_{1/2}$=4 h (initial), 17–25 d (terminal)

Unerwünschte Wirkungen:

Diarrhoe, ansonsten wie bei injizierbaren Goldpräparaten, aber weniger häufig und intensiv

Interaktionen:

gegenseitige Wirkungsabschwächung bei gleichzeitiger Gabe von Penicillamin

Kontraindikationen:

Goldallergie; Kollagenosen (Lupus erythematodes); schwere Nieren- oder Lebererkrankungen; Knochenmarksuppression; Kolitis; Schwangerschaft

---

INN:

Natrium-aurothiomalat

Handelspräparate:

Tauredon

Applikation:

intramuskulär

Tagesdosis:

10 mg; Steigerung bis zu 50 mg/Woche maximal, Dosisreduktion bzw. Vergrößerung der Zeitintervalle für Applikation in Abhängigkeit von der Wirkung

Wirkmechanismen:

Verringerung der Funktion von polymorphkernigen Leukozyten, Hemmung der Makrophagen-Aktivierung, Inhibierung der T- und B-Zell-Aktivität

Pharmakokinetische Daten:

Proteinbindung 90%; Eliminierung 60–90% renal (sehr langsam), 40–10% fäkal; $t_{1/2}$=58 d (initial), 10–35 d (terminal)

Unerwünschte Wirkungen:

Blutdykrasie, aplastische Anämie, Fieber, allergische Hautreaktionen, Mundgeschwüre, Hämorrhagie, Proteinurie, Hämaturie, pulmonale Effekte

Interaktionen:

siehe Auranofin

Kontraindikationen:

siehe Auranofin

2.2.1.3 D-Penicillamin

Die Bedeutung von Penicillamin zur Behandlung der rheumatoiden Arthritis hat in den letzten Jahren zugunsten anderer Basismedikamente deutlich abgenommen. Es ist in der Lage, Metallkationen zu chelatisieren, und infolge einer Oxidation entsteht aus ihm das zugehörige Disulfid. Beide Reaktionen dienen zur Erklärung der Modulation der Makrophagen- und Granulozytenaktivität und der Bedeutung des Wirkstoffs als Fänger von reaktiven Sauerstoffspezies (oxygen scavenger). Penicillamin schützt somit die Gelenkzellen vor einer oxidativen Zerstörung und beeinflußt die Bildung von Mediatoren, die für die Aufrechterhaltung des entzündlichen Geschehens verantwortlich sind. Daneben wird die Hemmung der Myeloperoxidase polymorphkerniger Leukozyten sowie die Inhibierung von T-Zellen beschrieben, während die Blockade einer Neovaskularisierung bisher nur durch In-vitro-Befunde belegt ist.

Die Proteinbindung von Penicillamin ist hoch, die Eliminationshalbwertszeit variiert zwischen 1 und 8 Stunden. Als Dauertherapie werden maximal 750 mg/Tag empfohlen.

Wählt man als klinische Kriterien für die Wirksamkeit den Rückgang der Schwellung von Gelenken, die Schmerzintensität und -häufigkeit, dann ist Penicillamin nachweislich wirksam. Die Therapie wird mit einer Tagesdosis von 125 bis 250 mg eingeleitet, die während der folgenden Monate langsam erhöht wird.

Die Ansprechrate in einem Zeitintervall von 6 Monaten liegt etwa bei 50% der behandelten Patienten, allerdings beobachtete man häufig ein Absetzen während dieser Zeit aufgrund unerwünschter Effekte. Bei einem Ansprechen auf die Therapie kann grundsätzlich die Dosis an Penicillamin reduziert werden, häufig wird allerdings beobachtet, daß mit dem Absetzen des Medikaments eine Exazerbation der Krankheit eintritt. Ein objektiver Vergleich mit den übrigen Mitteln aus der Gruppe der Basismedikamente wird durch unterschiedliche Bewertungskriterien bei der klinischen Prüfung erschwert. Bezogen auf Hydroxychloroquin und Auranofin gibt es Angaben zur Gleichwertigkeit oder einer geringfügigen besseren Wirksamkeit von Penicillamin.

Inwieweit Penicillamin Gelenkerosionen im Verlauf einer chronischen Polyarthritis verzögern kann, ist noch nicht abschließend geklärt, da die Behandlungszeiträume oft nicht ausreichend bemessen sind.

Die unerwünschten Effekte sind oft vergleichbar mit denen der Goldpräparate, man findet sie insbesondere bei Patienten mit geringer metabolischer Oxidationsaktivität (Bildung des zugehörigen Sulfoxids). Neben gastrointestinalen Störungen kann es zu einem Verlust des Geschmacks, zu Hautreaktionen und hämatologischen Veränderungen, wie z. B. einer Thrombozytopenie, einer Leukopenie, oder einer plastischen Anämie kommen. Als weitere unerwünschte Wirkungen werden Proteinurie, Hämaturie, ein nephrotisches Syndrom sowie eine der Myasthenia gravis ähnliche Erkrankung beschrieben. Die genannten unerwünschten Effekte machen eine andauernde sorgfältige Überwachung der Patienten erforderlich, im Falle einer Thrombozytopenie und einer Proteinurie ist die Dosierung herabzusetzen, bis sich die Situation wieder normalisiert hat. Intoxikationen waren früher nicht selten auf das L-Enantiomer zurückzuführen. Racemat und L-Enantiomer werden heute nicht mehr therapeutisch genutzt, D-Penicillamin ist relativ untoxisch.

INN:
D-Penicillamin

Handelspräparate (Auswahl):
Metalcaptase, Trolovol

Applikation:
oral

Tagesdosis:
125 mg mit allmählicher Steigerung bis 750 (1000) mg

Wirkmechanismen:
Antioxidans, Inaktivierung reaktiver radikalischer Sauerstoffintermediate, Modulation der Makrophagen- und Granulozyten-Aktivität

Pharmakokinetische Daten
geringfügige hepatische Metabolisierung, rasche und unveränderte renale Ausscheidung; $t_{1/2}$=18 h

Unerwünschte Wirkungen:
gastrointestinale Unverträglichkeit, Geschmacksverlust, Hautreaktionen, hämatologische Komplikationen, Proteinurie, Hämaturie, nephrotisches Syndrom, Myasthenie-ähnliche Effekte; laufende Überwachung durch Blutbild- und Urinanalysen, ggf. Dosisreduktion

Interaktionen:
Azathioprin verschlechtert die Verträglichkeit von Penicillamin

Kontraindikationen:
Schwangerschaft, Niereninsuffizienz, Blutbildveränderungen

2.2.1.4 Methotrexat

Das im Augenblick am häufigsten eingesetzte Basismedikament zur Behandlung der rheumatoiden Arthritis ist das Zytostatikum Methotrexat. Es hemmt die Dihydrofolatreduktase und damit die Thymidylatsynthetaseaktivität sowie die DNA-Synthese. Über die Abnahme der Chemotaxis von polymorphkernigen Leukozyten wird die Cytokinproduktion herabgesetzt, Methotrexat reduziert ferner die Proliferation von Lymphozyten und die Produktion der Rheumafaktoren.

Bei oraler Applikation von 5 bis 25 mg/Woche wird die Substanz in 1 bis 2 Stunden resorbiert, die Bioverfügbarkeit beträgt rund 70%. Methotrexat selbst und seine Metaboliten werden an Serumalbumin gebunden, intrazellulär, vor allem in der Leber, kommt es zur Akkumulation in Form von Polyglutamaten.

Die Elimination von Methotrexat erfolgt renal, aber auch nach biliärer Sekretion mit den Fäzes.

In der angegebenen Dosierung ist Methotrexat nachweislich wirksam (höhere Effizienz als Placebo), es soll darüber hinaus aber auch besser wirksam sein als injizierbare Goldpräparate, Penicillamin und Hydroxychloroquin. Bei rund einem Drittel der Patienten kommt es innerhalb von 1 bis 2 Monaten zu einer Schmerzlinderung, die volle Wirkung wird etwa nach 6 Monaten erreicht. Aus klinischen Studien geht hervor, daß die Compliance bei Methotrexat höher als bei anderen Basismedikamenten ist, auch gibt es erste Hinweise für eine Verzögerung der Erosion an Gelenken durch Methotrexat.

Häufig kommt es etwa einen Tag nach der Einnahme des Wirkstoffs zu Übelkeit und Erbrechen, daneben werden auch anorektische Zustände beschrieben. Diese Effekte kann man jedoch durch gleichzeitige Gabe von Folsäure (etwa 5 mg/Tag oder pro Woche) eliminieren bzw. reduzieren, ohne die antiinflammatorische Aktivität zu verringern. Bei gut der Hälfte der Patienten findet man erhöhte Werte für die Leberenzyme, doch korreliert dieser Effekt nicht mit der Entwicklung einer hepatischen Fibrose. Die Inzidenz für eine schwere Lebererkrankung, z. B. hepatische Fibrose und Zirrhose, während der Methotrexat-Behandlung beträgt etwa 1 zu 1000. Bei einer Entscheidung für die Methotrexat-Therapie muß eine Vorschädigung der Leber ausgeschlossen werden. Eine Behandlung mit Antibiotika, die Folatantagonisten darstellen, wie z. B. Sulfonamide oder Trimethoprim, sowie die Aufnahme von Alkohol sollte während der Therapie unterbleiben bzw. auf ein Minimum begrenzt werden.

Als weitere unerwünschte Wirkungen können allergische Hautreaktionen auftreten, eine Pneumonitis ist relativ selten.

INN:
Methotrexat

Handelspräparate (Auswahl):
Farmitrexat, Lantarel

Applikation:
oral oder intramuskulär

Dosis:
7,525 mg/Woche oral oder 10–15 mg/Woche intramuskulär

Wirkmechanismen:
Verringerung der Thymidinsynthase-Aktivität und damit der DNA-Synthese; Reduktion der Lymphozytenproliferation, der Chemotaxis von polymorphkernigen Leukozyten, der Cytokinproduktion und der Bildung von Rheumafaktoren

Pharmakokinetische Daten:
Bioverfügbarkeit 65%; Proteinbindung 95%; hepatische Metabolisierung (Akkumulation als Polyglutamate), renale (überwiegend) und fäkale Ausscheidung; $t_{1/2}$=10 h

Unerwünschte Wirkungen:
Knochenmarksuppression, Lebertoxizität (z. B. Leberzirrhose), anaphylaktoide Reaktionen, Lungenentzündung (selten)

Interaktionen:
durch gleichzeitige Gabe von NSAR kann die Eliminierung von Methotrexat verringert werden, dadurch Anstieg seiner Toxizität

Kontraindikationen:
Lebererkrankungen

2.2.1.5 Sulfasalazin

Die Substanz wurde ursprünglich als antibakteriell wirkender Arzneistoff entwickelt und bekam nach und nach Bedeutung für die Therapie von chronisch-entzündlichen Darmerkrankungen. In der Zwischenzeit spielt Sulfasalazin auch eine wichtige Rolle in der Therapie der rheumatoiden Arthritis, bedingt durch eine Vielzahl unterschiedlicher Wirkungen. Es inhibiert die synoviale Angiogenese (Hauptwirkung von Sulfapyridin) und unterdrückt einige Funktionen der Lymphozyten und polymorphkernigen Leukozyten, z. B. die durch Chemotaxis induzierte Migration von polymorphkernigen Leukozyten in entzündetes Gewebe.

Sulfasalazin wird im oberen Gastrointestinaltrakt schlecht resorbiert, es gelangt daher in erheblichen Mengen in den Dickdarm und wird dort durch Bakterien in 5-Aminosalicylsäure und Sulfapyridin gespalten. Die entscheidende Komponente für die Wirkung bei rheumatoider Arthritis ist Sulfapyridin, das aber wesentlich toxischer als die Muttersubstanz ist. 5-Aminosalicylsäure wird zum großen Teil unverändert über die Fäzes ausgeschieden, die Metabolisierung von Sulfapyridin erfolgt vorzugsweise in der Leber.

Kontrollierte klinische Studien belegen den Vorteil von Sulfasalazin gegenüber Placebo, in seiner antirheumatischen Potenz ist es vergleichbar mit den Goldpräparaten und Penicillamin.

Unerwünschte Effekte werden von etwa 50% der behandelten Patienten berichtet. Insbesondere treten allergische Hautreaktionen, Übelkeit und abdominale Schmerzen auf, allerdings führen diese nur bei etwa der Hälfte der betroffenen Patienten zum Abbruch der Therapie. Magen-Darmstörungen können durch Verwendung von Tabletten mit einem magensaftresistenten Überzug vermieden werden. Zentral-nervöse Störungen und Veränderungen der Aktivität von hepatischen Enzymen sowie eine Blutdyskrasie, insbesondere bei Patienten mit einem Glucose-6-Phosphat-Dehydrogenase-Mangel, machen eine Überwachung dieser Parameter insbesondere in den ersten vier Monaten der Sulfasalazin-Behandlung erforderlich. Körpersekrete können vermehrt gebildet werden, und Patienten mit Kontaktlinsen sind darauf hinzuweisen, daß diese einen gelben Schimmer bekommen können. Als weitere Begleiterscheinung der

Sulfasalazin-Therapie findet man Oligospermie, die allerdings nach Absetzung des Medikaments reversibel ist. Dennoch sind die Patienten auf diesen unerwünschten Effekt hinzuweisen.

INN:
Sulfasalazin

Handelspräparate (Auswahl):
Azulfidine, Pleon RA

Applikation:
oral

Tagesdosis:
initial 0,5 g/d, wöchentliche Steigerung um 0,5 g bis zur Erhaltungsdosis von 2–3 g/d bei Erwachsenen (verteilt auf 2 Einzelgaben)

Wirkmechanismen:
Inhibierung der Migration polymorphkerniger Leukozyten und der synovialen Angiogenese, Verringerung der Lymphozytenaktivität

Pharmakokinetische Daten:
Resorptionshalbwertszeit wahrscheinlich 1 h; Proteinbindung 95%; Spaltung durch Darmbakterien in 5-Aminosalicylsäure (5-ASA, Wirksubstanz bei Colitis ulcerosa und Morbus Crohn) und Sulfapyridin (aktive Komponente bei rheumatoider Arthritis); 5-ASA wird unverändert mit dem Stuhl ausgeschieden, Sulfapyridin wird in der Leber metabolisiert

Unerwünschte Wirkungen:
Übelkeit, Bauchschmerzen, Hautausschläge, unspezifische zentralnervöse Störungen, Anstieg der Leberenzyme, Blutbildveränderungen

Interaktionen:

5-Aminosalicylsäure wie Salicylate (s. 2.2.3.6.2), Sulfapyridin wie Sulfonamide (Verstärkung der blutzuckersenkenden Wirkung von Sulfonylharnstoffen, erhöhte Toxizität von Methotrexat)

Kontraindikationen:

Glucose-6-phosphat-dehydrogenase-Mangel, Lebererkrankungen; Überwachung der Blut- und Leberparameter

2.2.1.6 Ciclosporin

Als immunmodulierender Arzneistoff hemmt Ciclosporin die Aktivierung der T-Lymphozyten sowie die Synthese und Freisetzung der Interleukine Il-1 und Il-2, die wichtige Mediatoren der rheumatoiden Arthritis, z. B. bei der Bildung von Akute-Phase-Proteinen, darstellen. Die Substanz ist nachweislich wirksam (effektiver als Placebo), und ihre antiinflammatorische Potenz entspricht etwa der von Penicillamin und Azathioprin.

Ciclosporin kann einigen Patienten helfen, die auf die übrigen Therapien nicht ansprechen, allerdings ist eine intensive Überwachung von Nierenfunktion, Blutdruck und Immunsituation zu gewährleisten. Die Substanz ist seit Dezember 1997 in Deutschland als Basistherapeutikum zur Behandlung der schweren rheumatoiden Arthritis zugelassen. Als Tagesdosis werden 2,5 mg Ciclosporin/kg Körpergewicht mit der Möglichkeit der Steigerung bis zu max. 5 mg/kg Körpergewicht empfohlen, die Tagesdosis ist auf zwei bis drei Einzelgaben zu verteilen. In Kombination mit Methotrexat ergibt sich aufgrund synergistischer Effekte eine Wirkungsverstärkung und damit eine Verbesserung des Zustands im Vergleich zur jeweiligen Monotherapie.

Von Nachteil ist die der renale Toxizität bei Ciclosporin. Diese Toxizität ist dosisabhängig, und die Zunahme der Kreatininclearence kann durch entsprechende vorsichtige Dosierung begrenzt werden.

INN:
Ciclosporin

Handelspräparate (Auswahl):
Sandimmun Optoral

Applikation:
oral

Tagesdosis:
2,5 mg/kg (max. 5 mg/kg Körpergewicht) verteilt auf 2 Dosen (Abstand 12 h)

Wirkmechanismen:
Hemmung der T-Lymphozyten-Aktivierung; Hemmung der Sekretion von Interleukin-2 und Interferon-γ

Pharmakokinetische Daten:
Bioverfügbarkeit 35%; Metabolisierung nahezu quantitativ, Ausscheidung vorwiegend biliär; $t_{1/2}$=24 h

Unerwünschte Wirkungen:
Immunsuppression, Einschränkung der Nierenfunktion (erhöhte Serumspiegel von Kreatinin und Harnstoff), Anstieg von Bilirubin und von Leberenzymen im Serum; Hypertrichose; Tremor; Müdigkeit; gastrointestinale Störungen; Parästhesien; Hypertonie; bei Anwendung kontinuierliche Kontrolle von Blutdruck, Blut und Nierenfunktion

Interaktionen:
keine Kombination mit anderen Immunsuppressiva (außer Corticoiden wegen der Gefahr einer schweren Immundefizienz); bei gleichzeitiger Anwendung von nephrotoxischen Stoffen besteht erhöhte Gefahr einer Nephropathie; Arzneistoffe mit Einfluß auf das Cytochrom P-450-abhängige System verändern die Ciclosporin-Konzentrationen

Erniedrigung der Konzentration durch Enzyminduktoren, wie z. B. Rifampicin, Griseofulvin, Phenytoin, Diphenhydramin, Phenylbutazon, Barbiturate, Carisoprodol, Carbutamid, Tolbutamid, Chlorpromazin, Imipramin, Meprobamat, Triflupromazin

Erhöhung der Konzentration durch Enzyminhibitoren, wie z. B. Chloramphenicol, Cimetidin, Isoniazid, Sultiam und Cumarin-Derivate

Kontraindikationen:
Hyperurikämie; bei Gingivahyperplasie keine gleichzeitige Gabe von Phenytoin bzw. Nifedipin; Kaliumionen als Arznei- bzw. kaliumreiche Nahrungsmittel sind zu vermeiden, ebenso kaliumsparende Diuretika (Gefahr der Hyperkaliämie bei eingeschränkter Nierenfunktion); keine Anwendung von Lebendimpfstoffen

2.2.1.7 Azathioprin, Cyclophosphamid und Chlorambucil

Die genannten Wirkstoffe werden gelegentlich zur Therapie schwerer rheumatischer Erkrankungen eingesetzt, allerdings ist dabei zu beachten, daß bei einer Langzeittherapie mit Zytostatika/Immunsuppresiva aufgrund deren Toxizität sich das Risiko einer neoplastischen Erkrankung erhöht.

So findet man bei mit Azathioprin behandelten Patienten gehäuft Proliferationsstörungen im lymphatischen Bereich und eine gesteigerte Proliferation anderer Zellen. Eine signifikante Immunsuppression mit der Gefahr von Infektionen sowie die Entwicklung einer hämorrhagischen Zystitis charakterisieren Cyclophosphamid, von einer Verringerung der Gonadenfunktion sowie neoplastischen Erkrankungen wird ebenfalls berichtet. An die Stelle einer kontinuierlichen täglichen Gabe von Cyclophosphamid sollte möglichst die intermittierende Pulstherapie treten, da so das Risiko von malignen Erkrankungen gesenkt werden kann. Im Zusammenhang mit der Anwendung von Chlorambucil wird von einem erhöhten Leukämierisiko berichtet. Der Einsatz dieser Arzneistoffe muß daher, wie der des vorangehend besprochenen Cyclosporin, durch einen erfahrenen internistischen Rheumatologen erfolgen.

2.2.1.8 Tenidap

Tenidap, das wie die Oxicame und Pyrazolone strukturell der Klasse der heterocyclischen Enole zuzuordnen ist, vereinigt in sich die Eigenschaften eines nichtsteroidalen Antirheumatikums sowie die der Basistherapeutika. Tenidap inhibiert die Cyclooxygenasen, mit hoher Präferenz für die Isoform Cyclooxygenase-1 in vitro und in vivo. In vitro hemmt es auch das Enzym 5-Lipoxygenase. Durch Reduktion der Bildung der proinflammatorischen Cytokine Interleukin-1 und Interleukin-6 sowie des Tumornekrosefaktors α beeinflußt Tenidap immunologische Reaktionen. Erste klinische Studien an Patienten mit rheumatoider Arthritis dokumentieren, daß Tenidap den üblichen nichtsteroidalen Antirheumatika zumindest gleichwertig ist, die entsprechenden klinischen Parameter zeigen eine deutlich günstigere Entwicklung. Tenidap ist wenigstens so potent wie die Kombination aus einem Basismedikament und einem nichtsteroidalen Antirheumatikum, z. B. Hydroxychloroquin bzw. Auranofin und Diclofenac.

Nach oraler Applikation wird Tenidap rasch resorbiert, es besitzt eine gute Bioverfügbarkeit (80 bis 90%). Die Elimination erfolgt relativ langsam mit einer Halbwertszeit von etwa 25 Stunden.

Als unerwünschte Effekte werden neben gastrointestinalen Störungen Kopfschmerzen, Verwirrtheit, allergische Hautreaktionen sowie eine Proteinurie beschrieben, die allerdings mild verläuft und reversibel ist. Der therapeutische Stellenwert von Tenidap, das die Eigenschaft eines nichtsteroidalen Antirheumatikums und eines Basismedikaments in sich vereinigt, muß bei rheumatischen Erkrankungen durch nachfolgende Studien allerdings noch präzise definiert werden. Trotz der Zulassung in den nachfolgend genannten Ländern wird es von der Herstellerfirma noch nicht vertrieben.

INN:

Tenidap (zugelassen in Belgien, Italien, Niederlande, Spanien, Kolumbien, jedoch noch nicht kommerziell erhältlich)

Handelspräparate (Auswahl):
Enable, Enablex

Applikation:
oral

Tagesdosis:
120 mg

Wirkmechanismen:
Inhibierung der Cyclooxygenasen, Reduktion der Bildung proinflammatorischer Cytokine wie Interleukin-1 und Interleukin-6, Tumornekrosefaktor-α, Verringerung der Konzentration an C-reaktivem Protein

Pharmakokinetische Daten:
Bioverfügbarkeit 80–90%; hepatische Metabolisierung (induziert eigene Metabolisierung); $t_{1/2}$=25 h

Unerwünschte Wirkungen:
wie NSAR (s. 2.2.3.6); Proteinurie (reversibel und mild), Asthenie (Schwäche)

Interaktionen:
vergleichbar NSAR

Kontraindikationen:
siehe NSAR

2.2.2 Glucocorticoide

Die Glucocorticoide spielen etwa seit Anfang der 50er Jahre eine große Rolle bei der Behandlung von rheumatischen Erkrankungen. Die Kenntnisse zum Wirkmechanismus wurden insbesondere in den letzten 10 Jahren verbessert und erweitert. Die Glucocorticoide binden, nachdem sie die Zellmembran passiert haben, an einen spezifischen Rezeptor, der anschließend einer Konformationsänderung unterliegt, bevor er in den Zellkern eindringt und dort mit der chromosomalen DNA in Wechselwirkung tritt und hierbei die Synthese der messenger-RNA modifiziert, ein Effekt, der sich meist innerhalb einer Zeit von 2 Stunden nach Anwendung der Medikamente zeigen läßt. Glucocorticoide induzieren die Synthese von Lipocortin, einem Protein, das die Phospholipase A_2 inhibiert, die für die Freisetzung von Arachidonsäure aus den Phospholipiden der Membran zuständig ist. Dies bedeutet, es steht weniger Arachidonsäure für die Biotransformation durch die Cyclooxygenasen und Lipoxygenasen zur Verfügung, und es kommt damit zu einer Abnahme der Konzentrationen an Prostaglandinen und Leukotrienen. Unabhängig davon inhibieren die Glucocorticoide eine große Zahl von Cytokinen einschließlich der Interleukine, der Interferone und des Tumornekrosefaktors α, die z. B. an der Expression der Isoform Cyclooxygenase-2 beteiligt sind. Zur Behandlung von rheumatischen Gelenkerkrankungen können die Glucocorticoide kontinuierlich eingesetzt werden, aber auch für eine Kurzzeittherapie mit rasch ansteigenden Dosen, eine Pulstherapie mit hohen oral applizierten Dosen, eine intraartikuläre oder intraläsionale Injektion, eine intravenöse Pulstherapie beim Aufflackern der Erkrankung sowie für die Induktionsphase vor Verwendung von Basistherapeutika sind sie geeignet. Die antiinflammatorische Potenz der Glucocorticoide ist gesichert, nicht nur einem Placebo, sondern auch den nichtsteroidalen Antirheumatika sind sie in der Behandlung von Schmerz und Steifheit bei entzündeten Gelenken überlegen. Eine deutliche Reduktion von Erosionsphänomenen bei Patienten im frühen Stadium der rheumatoiden Arthritis unter Verwendung von Prednisolon wurde kürzlich gezeigt. Eine niedrigdosierte Corticosteroidtherapie und krankengymnastische Begleitbehandlung verbessern die Gesamtsituation der Patienten deutlicher als eine Behandlung nur mit nichtsteroidalen Antirheumatika.

Bezüglich der Bioverfügbarkeit gibt es starke individuelle Schwankungen zwischen 50 und 90%. Prednison wird in der Leber in seinen aktiven Metaboliten Prednisolon umgewandelt. Der Einfluß von Antazida, Lebensmittelzusatzstoffen oder Polymeren, z. B. zum Binden von Gallensäuren, auf die Resorption dieser Wirkstoffe wird kontrovers diskutiert. Prednisolon wird hauptsächlich glucuronidiert, daneben sind die Hydroxylierung und andere Metabolisierungswege bekannt. Die Elimination der Metabolite erfolgt renal und hepatisch. Die Plasmahalbwertszeit für Prednison und Prednisolon ist sehr ähnlich und beträgt etwa 3,5 Stunden.

Die unerwünschten Effekte bei einer Langzeittherapie mit Glucocorticoiden sind wohl bekannt, aber bei niedrigen Dosierungen, z. B. <7,5 mg/Tag von Prednisolon, ist das Risiko für die Entwicklung von peptischen Ulzera oder einer Osteoporose minimiert, gleiches gilt für Störungen im Elektrolythaushalt, Veränderungen im Metabolisierungsmuster sowie das Cushing-Syndrom. Bei Kindern können Glucocorticoide zu einer Wachstumshemmung führen. In Kombination mit nichtsteroidalen Antirheumatika ist das Risiko zur Ausbildung von gastrointestinalen Ulzerationen erhöht, und es sollten diese Kombinationen daher nach Möglichkeit vermieden werden.

Prednisolon und Prednison sind die Mittel der ersten Wahl für die orale Glucocorticoidtherapie. Da sie in Form von 1-mg-Tabletten gegeben werden können, ist eine Patienteneinstellung mit sehr kleinen Dosen möglich. Durch die intraartikuläre Instillation von Glucocorticoiden, wie z. B. Methylprednisolon, Betamethason oder Triamcinolon, in ein geschwollenes Gelenk lassen sich die unerwünschten systemischen Wirkungen der Glucocorticoide verringern, wobei nicht nur die Situation am Gelenk selbst verbessert wird, sondern meist auch durch eine generalisierte systemische Wirkung, zumindest in der nachfolgenden Woche, sich ein gesteigertes Wohlbefinden feststellen läßt. Die Dosis richtet sich dabei nach der Größe des Gelenks. Es ist eine Selbstverständlichkeit, daß die Instillation unter strikt aseptischen Bedingungen durchzuführen ist, und eine Instillation verbietet sich von selbst, wenn auch nur Anzeichen einer Infektion in oder um das Gelenk herum vorliegen. Patienten sind zu instruieren, bei einer Verschlechterung der Situation, die unter Umständen auf eine sich entwickelnde Infektion hinweist, sofort den behandelnden Arzt zu verständigen. Die erwünschten und unerwünschten Effekte der genannten Glucocorticoide sind sehr ähnlich und werden daher nicht für jede einzelne Substanz besprochen.

2.2.2.1 Prednisolon

INN:
Prednisolon

Handelspräparate (Auswahl):
Decaprednil, Scherisolon

Applikation:
oral

Tagesdosis:
7,5 mg (z. B. 2,5 mg alle 8 h)

Wirkmechanismen:
Steigerung der Lipocortinkonzentration und damit Inhibierung der Phospholipase A_2, Reduktion der Cytokinbildung, Unterdrückung der Lymphozytenfunktion, Umverteilung der zirkulierenden Leukozyten

Pharmakokinetische Daten:
Bioverfügbarkeit 80%; Proteinbindung 65–91% (konzentrationsabhängig); hepatische Metabolisierung; $t_{1/2}$=3–4 h

Unerwünschte Wirkungen:
Störungen im Elektrolythaushalt und bei der Metabolisierung, gastrointestinale Irritationen, Osteoporose, Cushing-Syndrom, Wachstumsstörungen (Kinder)

Interaktionen:
Verminderung der Wirkung von Antikoagulantien, oralen Antidiabetika; verstärkte Neigung zu gastrointestinalen Blutungen bei gleichzeitiger NSAR-Gabe; Wirkung von Herzglykosiden durch den Glucocorticoid-bedingten K-Verlust verstärkt

Kontraindikationen:
Magen-Darm-Ulzera, schwere Osteoporose, Psychosen, verschiedene Viruserkrankungen, Glaukom

2.2.2.2 Methylprednisolon

INN:
Methylprednisolon

Handelspräparate (Auswahl):
Medrate, Urbason

Applikation:
oral

Tagesdosis:
5 mg (abends) gegen Schmerz und Steifheit

Wirkmechanismen:
siehe Prednisolon

Pharmakokinetische Daten:
Bioverfügbarkeit 82%; hepatische Metabolisierung; $t_{1/2}$=3 h

Unerwünschte Wirkungen:
siehe Prednisolon

Interaktionen:
siehe Prednisolon

Kontraindikationen:
siehe Prednisolon

2.2.2.3 Prednison

INN:
Prednison

Handelspräparate (Auswahl):
Decortin, Ultracorten

Applikation:
oral

Tagesdosis:
siehe Prednisolon

Wirkmechanismen:
siehe Prednisolon

Pharmakokinetische Daten:
Bioverfügbarkeit 80%; Proteinbindung 65–91% (konzentrationsabhängig); hepatische Metabolisierung; $t_{1/2}$=3–4 h

Unerwünschte Wirkungen:
siehe Prednisolon

Interaktionen:
siehe Prednisolon

Kontraindikationen:
siehe Prednisolon

2.2.2.4 Betamethason

INN:
Betamethason

Handelspräparate (Auswahl):
Betnesol, Celestan

Applikation:
oral

Tagesdosis:
0,25 mg alle 12 h

Wirkmechanismen:
siehe Prednisolon

Pharmakokinetische Daten:
Bioverfügbarkeit 72%; Proteinbindung 64%; hepatische Metabolisierung; $t_{1/2}$=6–7 h

Unerwünschte Wirkungen:
siehe Prednisolon

Interaktionen:
siehe Prednisolon

Kontraindikationen:
siehe Prednisolon

2.2.2.5 Dexamethason

INN:
Dexamethason

Handelspräparate (Auswahl):
Decadron, Fortecortin

Applikation:
oral

Tagesdosis:
0,25 mg alle 12 h

Wirkmechanismen:
siehe Prednisolon

Pharmakokinetische Daten:
Bioverfügbarkeit 80%; Proteinbindung 77%; hepatische Metabolisierung; $t_{1/2}$=3 h

Unerwünschte Wirkungen:
siehe Prednisolon

Interaktionen:
siehe Prednisolon

Kontraindikationen:
siehe Prednisolon

2.2.3 Nichtsteroidale Antirheumatika (NSAR)

Die volksmedizinische Anwendung von Extrakten der Weiden- bzw. der Chinarinde zur Linderung von Schmerzen bzw. zur Absenkung von Fieber bildet die Grundlage für die Entwicklung nichtsteroidaler Antirheumatika, die generell durch die Trias Analgesie, Antipyrese und Antiphlogistik gekennzeichnet sind. Mit Salicylsäure selbst und ihrem Acetylderivat Acetylsalicylsäure beginnt die systematische Untersuchung von NSAR. Für Acetylsalicylsäure (Aspirin) wurde aufgrund ihrer Markteinführung im Jahr 1899 und der noch immer hohen, z. T. sogar steigenden therapeutischen Bedeutung der Begriff Jahrhundertpharmakon geprägt. Insbesondere durch Erkenntnisse zu den Wirkmechanismen, z. B. die Inhibierung des Enzyms Cyclooxygenase Anfang der siebziger Jahre, ein Enzym, das die Arachidonsäure zu pathologischen Entzündungsmediatoren biotransformiert, aber ebenso eine Reihe von physiologisch wichtigen Stoffwechselprodukten liefert, erleben bekannte Substanzen eine Renaissance. Neuentwicklungen aufgrund der strukturellen Erkenntnisse für eine Wechselwirkung zwischen Substrat und den aktiven Zentren des Enzyms sind konsequenterweise die Folge. Mit der Entdeckung zu Beginn der 90er Jahre, daß die Cyclooxygenase in zwei Isoformen, nämlich Cyclooxygenase-1 und Cyclooxygenase-2, vorkommt, ergeben sich neue Strategien zur Entwicklung von Antirheumatika. Aber auch neue Indikationen für diese Stoffklasse sind zu diskutieren, die nachfolgend kurz vorgestellt werden. Die nichtsteroidalen Antirheumatika haben den höchsten Anteil unter den verordneten Arzneimitteln in der Therapie rheumatischer Erkrankungen. NSAR sind in der Lage, die Krankheitssymptome zu lindern, es gibt aber keinen Hinweis, daß sie die Progression der Erkrankung beeinflussen. In zunehmendem Maße beobachtet man, daß NSAR auch für chronische Schmerzen, Koliken, Dysmenorrhoe, bei Krebserkrankungen sowie der Alzheimer-Erkrankung eingesetzt werden. Die NSAR haben weltweit einen großen Anteil am Arzneimittelmarkt und man schätzt, daß etwa ein Fünftel aller Menschen über 65 Jahre diese Substanzen einnehmen.

Die Wirkung der NSAR wird vor allem mit der Inhibierung der Cyclooxygenasen und damit einer Blockade der Biosynthese von Prostaglandinen erklärt. Die meisten der bisher therapeutisch genutzten Wirkstoffe inhibieren mehr oder weniger selektiv die Cyclooxygenase-1, während Neuentwicklungen nun in der Lage sind, zwischen den beiden Isoformen zu differenzieren. Die ursprüngliche Vorstellung, daß die Cyclooxygenase-1 als konstitutives Enzym, das praktisch in allen Zellen vorkommt, nur für die Bildung von physiologisch erforderlichen Produkten der Arachidonsäure verantwortlich ist, dagegen die induzierbare (d. h. für ihre Expression ist eine vorangehende Stimulation erforderlich) Cyclooxygenase-2 nur Produkte liefert, die an pathologischen Mechanismen beteiligt sind, muß revidiert werden. Nach neuesten Befunden liegt auch die Cyclooxygenase-2 in bestimmten Organen bzw. Zellen (Nieren, Rükkenmark, Magen- und Darmschleimhaut, Pankreaszellen) konstitutiv vor, und man beobachtet bei Tieren, denen dieses Isoenzym fehlt, Störungen im Bereich der Niere, eine unspezifische Herzfibrose und Infertilität bei weiblichen Tieren. Mit der Entwicklung von selektiven COX-2-Inhibitoren bzw. nach vorangehenden Ausführungen besser von Stoffen, die ausgewogen die beiden Isoformen COX-1 und COX-2 inhibieren, strebt man die Gewinnung von Arzneistoffen an, die bei gleichbleibender antiinflammatorischer Aktivität eine bessere Verträglichkeit im gastrointestinalen bzw. renalen Bereich besitzen.

Neben der Inhibierung der Cyclooxygenasen können manche NSAR auch die Aktivierung von Neutrophilen blockieren, die T- und B-Zellproliferation reduzieren und/oder durch eine Blockade des Enzyms 5-Lipoxygenase mit der Produktion von chemotaktisch wirkenden Leukotrienen interferieren. Daneben findet man Einflüsse von NSAR auf eine Vielzahl membranassoziierter Prozesse, wie z. B. die Aktivität der NADPH-Oxidase in Neutrophilen und die Aktivität der Phospholipase C in Makrophagen. Auch Prozesse, die nicht im Zusammenhang mit der Biotransformation der endogenen Arachidonsäure stehen, wie zum Beispiel die Aktivität der Phospholipase C, die Synthese von Proteoglykanen durch Chondrozyten, transmembranäre Ionenströme und Zell-Zell-Bindungseffekte, können durch NSAR beeinflußt werden. Neben dem unterschiedlichen Verhalten der NSAR gegenüber den Lipoxygenasen beobachtet man auch Unterschiede bezüglich der Fähigkeit, reaktive Sauerstoffspezies zu inaktivieren und die Freisetzung chemotaktisch wirkender Metabolite zu kontrollieren. Einige dieser Wirkungen sind konzentrationsabhängig und treten auch bei der jeweiligen Standarddosierung des NSAR auf, andere wiederum erfordern wesentlich höhere Konzentrationen. Die Unterschiede in der Pharmakokinetik und in der Dosierung vermögen so die oft beschriebenen Abweichungen in den Wirkungen/der Wirksamkeit zwischen den strukturell meist sehr ähnlichen nichtsteroidalen Antirheumatika erklären.

2.2.3.1 Pharmakodynamische Eigenschaften

Prinzipiell werden folgende Prozesse durch NSAR beeinflußt: Prostaglandinproduktion, Leukotriensynthese (Abb. 6), Bildung reaktiver Sauerstoffspezies, Freisetzung lysosomaler Enzyme, Neutrophilenaggregation und -adhäsion sowie die in Verbindung mit Zellmembranfunktionen zu nennenden Vorgänge wie die Aktivität der NADPH-Oxidase und der Phospholipase C, der transmembranäre Anionentransport, die oxidative Phosphorylierung, sowie die Aufnahme von Arachidonsäure. Daneben gibt es die Beeinflussung der Lymphozytenfunktion, der Bildung von Rheumafaktoren und des Knorpelmetabolismus. Für einige NSAR liegt eine lineare Korrelation zwischen Dosis und antiinflammatorischer Wirkung der Substanzen vor, dagegen fehlt meistens eine lineare Beziehung zwischen der Konzentration der NSAR und den toxischen Effekten. Eine Ausnahme bilden dabei die Dosisabhängigkeit von gastrointestinalen Blutungen sowie die Ototoxizität bei Salicylaten. Für die Aktivität der Arzneistoffe und die Entzündungsprozesse werden zirkadiane Rhythmen beschrieben, so ist z. B. die Wirksamkeit von Flurbiprofen bei einer Einnahme vor dem Schlafengehen und am Morgen größer als bei Einnahme zu zwei anderen Zeitpunkten pro Tag. Daneben beeinflussen weitere Faktoren, wie z. B. die Verschreibungsgewohnheiten der Ärzte, die Tagesabläufe und der Gesund-

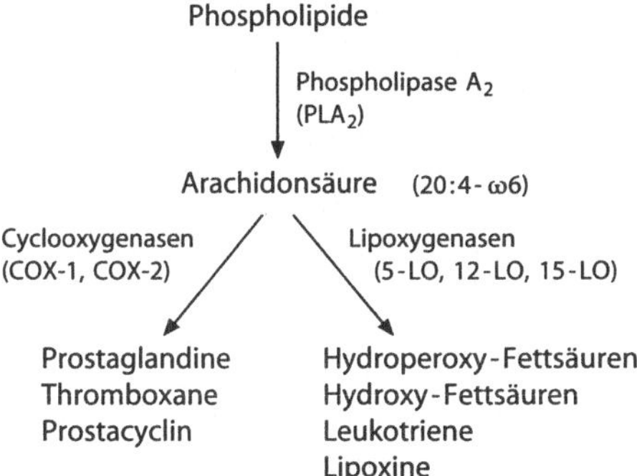

Abb. 6. Biotransformation der Arachidonsäure zu entzündungsrelevanten Stoffen

heitszustand der Patienten, der individuelle Enzymstatus, die Zuverlässigkeit (Compliance) des Patienten sowie weitere intra- und interindividuelle Parameter die Wirksamkeit der nichtsteroidalen Antirheumatika.

2.2.3.2 Pharmakokinetische Eigenschaften

Die nichtsteroidalen Antirheumatika kann man grob in eine Gruppe von Substanzen mit einer Plasmahalbwertszeit mit weniger als 4 Stunden und in eine zweite Gruppe mit einer Plasmahalbwertszeit von mehr als 12 Stunden einteilen (s. Substanzprofile der einzelnen NSAR). Selbst bei Vertretern mit einer kurzen Plasmahalbwertszeit, wie z. B. Ibuprofen, wird mittels zweimaliger Applikation pro Tag eine ebenso gute Kontrolle des Krankheitsverlaufes erreicht wie bei einer Einnahme viermal pro Tag bei gleicher Tagesdosis. Grund hierfür ist, daß die anhand des Verlaufs der Plasmaspiegel zu verzeichnenden pharmakokinetischen Unterschiede zwischen den Substanzen (lange bzw. kurze Plasmahalbwertszeit) in der Synovialflüssigkeit und wahrscheinlich auch in den Synovialzellen nivelliert sind. Die Synovialkonzentrationen von NSAR mit langer Plasmahalbwertszeit verläuft nahezu parallel zu den Plasmakonzentrationen, während die Konzentrationen in der Synovialflüssigkeit von NSAR mit einer kurzen Plasmahalbwertszeit initial niedriger sind, aber nach der Gleichgewichtseinstellung oft höher bleiben als die Plasmakonzentrationen. Der gesamte Wirkstoffgehalt, d. h. gebunden und ungebunden, in der Synovialflüssigkeit innerhalb eines Dosierungsintervalles beträgt etwa 60% der Menge im Plasma über diese Periode, unabhängig von der Eliminationshalbwertszeit, und man beobachtet nur eine geringe Variabilität zwischen den Patienten.

Die meisten NSAR werden zu einem hohen Anteil (90%) an Plasmaproteine, insbesondere Albumin, gebunden. Da für einige NSAR bei normaler therapeutischer Dosierung die Bindungsstellen für die Plasmaproteine gesättigt sind, z. B. bei Naproxen, Ibuprofen, Phenylbutazon, führt eine Steigerung der Tagesdosis nicht zu einem proportionalen Anstieg der Steady-state-Konzentration, aber zur Zunahme von ungebundenem Wirkstoff relativ zur Dosis. Die Lipophilie der Wirkstoffe ist ein wichtiges Kriterium für deren Verteilung in die Kompartimente, und man beobachtet bei Substanzen mit ausgeprägter Lipophilie, wie z. B. Indometacin, durch die Überwindung der Blut-Hirn-Schranke häufig unerwünschte Effekte im ZNS.

In der Reihe der 2-substituierten Propionsäurederivate (sog. Profene) sind zwei optische Isomere, die man als Enantiomere bezeichnet, möglich, die sich in ihrer antiinflammatorischen Potenz unterscheiden können. Naproxen wird als antiphlogistisch potenteres S-Enantiomer eingesetzt, während die übrigen Vertreter dieser Reihe als Racemate, 1:1-Mischung aus dem stärker wirksamen und dem weniger potenten Enantiomer, angeboten werden. In Abhängigkeit von der Struktur der jeweiligen Substanz und dem Enzymstatus des Patienten beobachtet man in vivo die in größerem oder kleinerem Umfang ausgeprägte Umwandlung der weniger aktiven R-Form in die potentere S-Form. So wird z. B. R-Fenoprofen fast zu 100% in das aktivere S-Fenoprofen überführt, während dies bei R-Ketoprofen oder R-Flurbiprofen weniger der Fall ist. Die analgetische Wirkung des Ibuprofens wird dem S-Enantiomer zugeschrieben, während das R-Derivat wenig zur Analgesie beiträgt. Die Konversionsrate von R-Ibuprofen zum S-Ibuprofen beim Menschen beträgt etwa 70 bis 80%.

Mit Ausnahme von Azapropazon werden die meisten NSAR extensiv in der Leber metabolisiert. Manche Wirkstoffe werden dadurch aktiviert, wie z. B. Sulindac und Nabumeton, die als Prodrugs in ihre aktiven Metaboliten überführt werden, während andere, wie z. B. Ibuprofen und Diclofenac, eine metabolische Inaktivierung erfahren. Die meisten der Substanzen werden in der Leber glucuronidiert und damit leichter renal ausscheidbar gemacht, für Indometacin und Sulindac existiert ein enterohepatischer Kreislauf. Die Anteile der NSAR, die renal bzw. mit den Fäzes eliminiert werden, sind von strukturellen und individuellen Gegebenheiten abhängig. Niereninsuffizienz oder eine gleichzeitige Einnahme von Probenecid senken die Clearance von Ketoprofen, Fenoprofen und Naproxen. Die Acylglucuronide dieser Substanzen werden hier zurückgehalten und liefern nach Hydrolyse wiederum die Muttersubstanz.

2.2.3.3 Klinische Wirksamkeit

In dem großen Kollektiv von Patienten mit rheumatoider Arthritis zeigen alle nichtsteroidalen Antirheumatika prinzipiell ähnliche Wirksamkeit. Dies gilt natürlich nicht für die individuelle Betrachtung, da eine große Zahl von Faktoren die Antwort auf die Gabe von nichtsteroidalen Antirheumatika beeinflußt, wie z. B. die physikalisch-chemischen Eigenschaften der NSAR, pharmakokinetische Faktoren, die pharmakodynamischen Eigenschaften, das Verschreibungsverhalten des Arztes, der Gesundheitsstatus und die Erwartungshaltung des Patienten. Der Grund für die Variabilität zwischen den Individuen in bezug auf die Wirksamkeit der einzelnen NSAR und ihre Präferenz für einen bestimmten Stoff ist bis heute nicht klar. Da die Intensität der Symptome individuell unterschiedlich bewertet wird, muß man auch individuell therapieren.

2.2.3.4 Unerwünschte Effekte und Wechselwirkungen mit anderen Arzneimitteln

Die am häufigsten genannten unerwünschten Effekte sind Irritationen und Mikroblutungen im Gastrointestinaltrakt, renale Toxizität, Hautreaktionen, Blutdyskrasie und Kopfschmerzen. Da, wie eingangs erwähnt, die Prostaglandine für eine Reihe von physiologischen Vorgängen, u. a. im Magen-Darmtrakt und in der Niere verantwortlich sind, stehen diese Beobachtungen in direktem Zusammenhang mit der Wirkung der Arzneistoffe, d. h. einer Blockade der Biotransformation von Arachidonsäure zu Prostaglandinen. In Verbindung mit der Einnahme von NSAR werden im Magen-Darmtrakt gastrische Erosionen, peptische Ulzerationen und Hämorrhagien wie auch die Induktion von Entzündungsprozessen (Dünn- und Dickdarm) beobachtet. Die Entwicklung von selektiven Cyclooxygenase-2-Inhibitoren bzw. von Wirkstoffen, die ausgewogen die beiden Isoenzyme COX-1 und COX-2 inhibieren, liefert Substanzen mit einer etwas besseren Magen-Darmverträglichkeit im Vergleich zu den älteren Wirkstoffen. Während H_2-Rezeptorantagonisten wie Cimetidin oder Raniditin und das Mukosaprotektivum Sucralfat nicht in der Lage sind, das Risiko gastrointestinaler Störungen zu minimieren, gelingt dies mit dem Prostaglandinanalogon Misoprostol. Es kann in freier oder fixer Kombination mit einem Antiphlogistikum eingesetzt werden, die Inzidenz gastrischer Ulzerationen läßt sich dabei um 50 bis 90% reduzieren. Bei Patienten mit einer Vorschädigung im Magen-Darmbereich und Patienten über 65 Jahren sollte für eine Langzeittherapie mit einem nichtsteroidalen Antirheumatika die Komedikation mit Misoprostol angestrebt werden. Im Falle von peptischen Ulzerationen im Verlauf der Einnahme von NSAR muß geprüft werden, ob das Antirheumatikum vorübergehend durch ein Analgetikum, wie z. B. Paracetamol, oder ein Corticosteroid ersetzt werden kann. In der Regel heilt dann das Ulkus rascher ab. Als Begleittherapie kommen ein H_2-Antagonist, Sucralfat oder ein Protonenpumpeninhibitor wie Omeprazol in Frage. Im Falle des Nachweises von *Helicobacter pylori* ist die heute übliche Tripeltherapie mit Clarithromycin, Amoxicillin (oder Metronidazol) und Omeprazol anzuwenden.

In Verbindung mit der Einnahme von nichtsteroidalen Antirheumatika können im Bereich der Nieren Störungen der glomerulären Filtration, akutes Nierenversagen, Ödembildung, interstitielle Nephritis, kapillare Nekrose, chronisches Nierenversagen oder Hyperkaliämie auftreten. Besonders gefährdet sind Patienten mit bereits existierenden Nierenfunktionsstörungen, z. B. im hohen Alter und mit Erkrankungen wie Arteriosklerose oder renaler Hypertonie. Bei der Gabe von NSAR kann das Risiko von unerwünschten Effekten im Bereich der Nieren unter keinen Umständen ausgeschlossen werden, da eine interstitielle Nephritis wohl bei allen NSAR möglich ist, eine interstitielle Zystitits wird dagegen vorwiegend im Zusammenhang mit der Anwendung von Tiaprofensäure beschrieben.

Unter den Wechselwirkungen der NSAR mit anderen Arzneimitteln sind nur wenige klinisch relevant. Dazu gehört die Abnahme der Lithiumclearance, die Beeinflussung der Aktivität von Diuretika, von β-Blockern und ACE-Inhibitoren. Bei älteren Patienten empfiehlt sich eine ständige Kontrolle des Blutdrucks und die Überprüfung von Zeichen, die auf eine Wasserretention oder kardiovaskuläre Effekte hinweisen. Obwohl es keine absolute Kontraindikation für die Komedikation mit Warfarin gibt, sollte die Prothrombinzeit sehr sorgfältig überwacht werden, um schwerwiegende Blutungen zu vermeiden.

Die Auswahl des nichtsteroidalen Antirheumatikums erfolgt durch den behandelnden Arzt aufgrund seiner klinischen Erfahrung in Absprache mit dem Patienten. Die Auswahl des am besten geeigneten Wirkstoffs ist wohl eher eine Kunst als strenge Wissenschaft. Die Dosis sollte innerhalb der ersten zwei Wochen nach den vorgegebenen Richtlinien gesteigert werden, falls sich kein Erfolg zeigt, sollte zu einem anderen Vertreter dieser Substanzklasse gewechselt werden. Die Dosierung des NSARs kann der Patient anhand der Symptome austitrieren, bei zusätzlicher Einnahme eines Analgetikums nach Bedarf oder regelmäßig ist es häufig möglich, die Dosis des Antiphlogistikums zu reduzieren.

2.2.3.5 Unterteilung der nichtsteroidalen Antirheumatika

Als Kriterium der Unterteilung nichtsteroidaler Antirheumatika kann man die strukturellen Merkmale oder, nach neueren Vorschlägen, den zugrundeliegenden Wirkmechanismus heranziehen. Üblicherweise werden heute die nichtsteroidalen Wirkstoffe noch anhand ihrer chemischen Struktur charakterisiert und dementsprechend resultieren zwei Gruppen:

1. Verbindungen mit einer Carbonsäurefunktion und den Untergruppen, die sich ableiten von der Anthranilsäure (sog. Fenamate), der Salicylsäure, der Essigsäure (sog. Fenac-Derivate) und der am α-Kohlenstoffatom substituierten Propionsäure (sog. Profen-Derivate) und
2. Substanzen mit einer Enol-Struktur, die aufgrund der vorliegenden Funktion ebenfalls Säurecharakter besitzen.

Verwendet man nach neuesten Vorschlägen die Wirkmechanismen, um die Substanzen anhand dieser Eigenschaften zu unterscheiden, erhält man vier Klassen:

1. Wirkstoffe, die sowohl die Cyclooxygenase-1 als auch die Cyclooxygenase-2 irreversibel blockieren. Einziger Vertreter ist hier bislang Acetylsalicylsäure, das die Aminosäure Serin im aktiven Zentrum der Enzyme acetyliert.
2. Stoffe, die mit Arachidonsäure reversibel und kompetitiv um das aktive Zentrum der genannten Enzyme konkurrieren. Hierzu gehören z. B. Ibuprofen und Mefenamat.
3. Substanzen, die wie Flurbiprofen und Indometacin langsam und zeitabhängig die beiden Isoenzyme blockieren. Diese Zeitabhängigkeit wird durch eine Wechselwirkung zwischen der Carboxylatfunktion des Wirkstoffes und der Aminosäure Arginin im aktiven Zentrum der Enzyme induziert, an die sich eine konformative Änderung des Enzyms anschließt.
4. Wirkstoffe, die schwach und kompetitiv die Cyclooxygenase-1 inhibieren und die Isoform Cyclooxygenase-2 langsam in einem zeitabhängigen Prozeß blockieren. Als ein Vertreter ist Celecoxib zu nennen, das 1999 in den USA zugelassen wurde.

Da sich in Lehrbüchern und wissenschaftlichen Publikationen die Unterteilung fast ausschließlich noch an den strukturellen Gegebenheiten orientiert, wird diese für die nachfolgenden Besprechungen beibehalten. Neue Vertreter dieser Substanzklasse, die außer der Therapie rheumatischer Erkrankungen auch für neue Indikationen in Frage kommen, werden kurz im Kapitel 2.5 beschrieben.

- Wirkstoffe mit einer Carbonsäurefunktion:
  - Anthranilsäurederivate: Flufenaminsäure, Mefenaminsäure, Nifluminsäure
  - Salicylsäure-Derivate: Acetylsalicylsäure, Diflunisal
  - Essigsäure-Abkömmlinge (Fenac-Derivate): Aceclofenac, Acemetacin, Diclofenac, Indometacin, Lonazolac, Sulindac
  - Propionsäure-Abkömmlinge (Profen-Derivate): Flurbiprofen, Ibuprofen, Ketoprofen, Naproxen, Tiaprofensäure
- Wirkstoffe mit Enol-Funktion:
  - Azapropazon, Lornoxicam, Meloxicam, Piroxicam, Tenoxicam
- Wirkstoffe mit davon abweichenden Strukturmerkmalen:
  - Etodolac, Fenbufen, Nabumeton, Nimesulid

Alle genannten Wirkstoffe werden nachfolgend anhand ihres pharmakodynamischen und pharmakokinetischen Profils einschließlich der unerwünschten Effekte charakterisiert (Substanzprofil).

2.2.3.6 Substanzprofile der nichtsteroidalen Antirheumatika

Flufenaminsäure

INN:
Flufenaminsäure

Handelspräparate (Auswahl):
Dignodolin-Salbe, Rheuma Lindofluid-Lösung

Applikation:
topisch

Tagesdosis:
600 mg

Wirkmechanismen:
Inhibierung der Cyclooxygenasen und der 5-Lipoxygenase

Pharmakokinetische Daten:
Proteinbindung 90%; hepatische Metabolisierung (5-Hydroxy-, 4-Hydroxy- und Dihydroxymetaboliten), renale (51%) und fäkale (36%; teilweise unveränderter Wirkstoff) Ausscheidung; $t_{1/2}$=9 h

Unerwünschte Wirkungen:
gruppenspezifisch für NSAR

Interaktionen:
siehe Mefenaminsäure (für orale Applikation)

Kontraindikationen:
siehe Mefenaminsäure (für orale Applikation)

Mefenaminsäure

INN:
Mefenaminsäure

Handelspräparate (Auswahl):
Parkemed, Ponalar

Applikation:
oral

Tagesdosis:
750–1500 mg (3 Einzelgaben)

Wirkmechanismen:
Inhibierung der Cyclooxygenasen

Pharmakokinetische Daten:
Proteinbindung >90%; hepatische Metabolisierung (3-Hydroxymethyl- und 3-Carboxyderivat des Hauptmetaboliten), renale (50%; unveränderter Wirkstoff >5%) und fäkale (20%) Ausscheidung; $t_{1/2}$=3–4 h

Unerwünschte Wirkungen:
gruppenspezifisch für NSAR

Interaktionen:

erhöhtes Risiko gastrointestinaler Störungen bzw. von Blutungen bei gleichzeitiger Corticosteroid- bzw. Antikoagulantienanwendung; die Ausscheidung wird bei gleichzeitiger Gabe von Probenecid oder Sulfinpyrazon verlangsamt; eine Interaktion mit Diuretika und Antihypertensiva ist wie bei den anderen NSAR zu berücksichtigen

Kontraindikationen:

Überempfindlichkeit gegen Anthranilsäurederivate; Nephritiden; Blutbildveränderungen; strenge Indikationsstellung bei Herz-, Nieren- bzw. Leberinsuffizienz

---

Nifluminsäure

INN:

Nifluminsäure

Handelspräparate (Auswahl):

Actol

Applikation:

oral

Tagesdosis:

750 mg (3 Einzelgaben)

Wirkmechanismen:

Inhibierung der Cyclooxygenasen

Pharmakokinetische Daten:

Proteinbindung 85%; hepatische Metabolisierung (Hydroxylierung); renale (40%) und fäkale (30%) Eliminierung; $t_{1/2}$=2 h

Unerwünschte Wirkungen:

gruppenspezifisch für NSAR

Interaktionen:
siehe Mefenaminsäure

Kontraindikationen:
siehe Mefenaminsäure

Acetylsalicylsäure

INN:
Acetylsalicylsäure

Handelspräparate (Auswahl):
Aspirin, Aspro, Godamed, Santasal

Applikation:
oral

Tagesdosis:
4 g oder mehr; analgetische Dosierung 1–2 g

Wirkmechanismen:
irreversible Inhibierung der Cyclooxygenasen

Pharmakokinetische Daten:
Bioverfügbarkeit 68% (Salicylat); Proteinbindung 70%; dosisabhängige hepatische Metabolisierung, pH-abhängig renale Ausscheidung als Salicylat und Gentisinat; $t_{1/2}$=0,25 h (Salicylat 2–30 h)

Unerwünschte Wirkungen:
Magenbeschwerden, Blutverluste über den Gastrointestinaltrakt, selten Ulzerationen, Übelkeit, Erbrechen, Kopfschmerzen, Tinnitus (selten), asthmaartige Anfälle (selten)

Interaktionen:
verstärkt werden kann die Wirkung von gerinnungshemmenden Arzneistoffen, Analgetika, Antidiabetika (Sulfonylharnstoffen), Methotrexat, Digoxin, Cotrimoxazol, Triiodthyronin, vermindert

von Aldosteronantagonisten, Schleifendiuretika, Antihypertonika, Gichtmitteln

Kontraindikationen:
Analgetika/NSAR-Intoleranz, z. B. bei Asthma, Allergien; Magen-Darm-Geschwüre; Dosisreduktion und sorgfältige Überwachung bei eingeschränkter Leber- bzw. Nierenfunktion; krankhafte Blutungsneigung

---

Diflunisal

INN:
Diflunisal

Handelspräparate (Auswahl):
Fluniget

Applikation:
oral

Tagesdosis:
0,5–1 g (2 Einzelgaben)

Wirkmechanismen:
irreversible Inhibierung der Cyclooxygenasen

Pharmakokinetische Daten:
Bioverfügbarkeit 100%; Proteinbindung 99%; Glucuronidierung und renale Ausscheidung; $t_{1/2}$=5–20 h (dosisabhängig)

Unerwünschte Wirkungen:
siehe Acetylsalicylsäure (aber weniger häufig)

Interaktionen:
siehe Acetylsalicylsäure

Kontraindikationen:
siehe Acetylsalicylsäure

Aceclofenac

INN:
Aceclofenac

Handelspräparate (Auswahl):
Beofenac

Applikation:
oral

Tagesdosis:
200 mg (2 Einzelgaben)

Wirkmechanismen:
Inhibierung der Cyclooxygenasen, Stimulation der Glykosaminglykan-Synthese in Knorpeln

Pharmakokinetische Daten:
Proteinbindung >90%; 4-Hydroxy-aceclofenac und -diclofenac; renale (70%) und fäkale Ausscheidung (20%); $t_{1/2}$=3–7 h

Unerwünschte Wirkungen:
wie andere nichtsteroidale Antirheumatika, weniger unerwünschte gastrointestinale Wirkungen als bei Vergleichspräparaten

Interaktionen:
verstärkt werden kann die Wirkung von Digoxin-, Lithium-Präparaten, Methotrexat und K-sparenden Diuretika, vermindert von Antihypertonika und Saluretika. Glucocorticoide erhöhen das Risiko von Magen-Darm-Blutungen

Kontraindikationen:
wie bei anderen NSAR

Acemetacin

INN:
Acemetacin

Handelspräparate (Auswahl):
Peran, Rantudil

Applikation:
oral

Tagesdosis:
120–180 mg (2–3 Einzelgaben)

Wirkmechanismen:
siehe Indometacin

Pharmakokinetische Daten:
Proteinbindung >90%, siehe Indometacin; hepatische Metabolisierung (Indometacin ist Hauptmetabolit), renale Ausscheidung

Unerwünschte Wirkungen:
siehe Indometacin

Interaktionen:
siehe Indometacin

Kontraindikationen:
siehe Indometacin

Diclofenac

INN:
Diclofenac

Handelspräparate (Auswahl):
Benfofen, Myogit, Voltaren

Applikation:
oral

Tagesdosis:
75–150 mg (1–3 Einzelgaben)

Wirkmechanismen:
Inhibierung der Cyclooxygenasen

Pharmakokinetische Daten:
Bioverfügbarkeit 60%; Proteinbindung >99%; hepatische Metabolisierung, renale (60%) und biliäre (40%) Ausscheidung; $t_{1/2}$=1,5–2 h

Unerwünschte Wirkungen:
gastrointestinale Beschwerden, Kopfschmerzen, Schwindel

Interaktionen:
verstärkt werden kann die Wirkung von Digoxin-, Lithium-Präparaten, Methotrexat und K-sparenden Diuretika, vermindert von Antihypertonika, Saluretika. Glucocorticoide erhöhen das Risiko von Magen-Darm-Blutungen, bei gleichzeitiger Einnahme von ASS sinkt die Diclofenac-Serumkonzentration; NSAR können die nierentoxische Wirkung von Ciclosporin verstärken

Kontraindikationen:
Analgetika/NSAR-Intoleranz, Magen-Darm-Geschwüre, ungeklärte Blutbildungsstörungen, Schwangerschaft im letzten Drittel, Dosisreduktion bei eingeschränkter Leber- bzw. Nierenfunktion

---

Indometacin

INN:
Indometacin

Handelspräparate (Auswahl):
Amuno, Indocontin, Jentacin

Applikation:
oral

Tagesdosis:
25–150 mg (1–3 Einzelgaben)

Wirkmechanismen:
Inhibierung der Cyclooxygenasen

Pharmakokinetische Daten:
Bioverfügbarkeit >85%; Proteinbindung >90%; hepatische Metabolisierung, enterohepatischer Kreislauf; renale Ausscheidung (10–20% unverändert); $t_{1/2}$=6 h

Unerwünschte Wirkungen:
gastrointestinale Unverträglichkeit, Kopfschmerzen, unspezifische zentrale Nebenwirkungen (dosisabhängig), Anämie, psychotische Störungen (selten)

Interaktionen:
siehe Diclofenac

Kontraindikationen:
siehe Diclofenac. Besondere Vorsicht bei Patienten mit beeinträchtigter Gallenfunktion

---

Lonazolac

INN:
Lonazolac

Handelspräparate (Auswahl):
Argun, arthro akut

Applikation:
oral

Tagesdosis:
600 mg (3 Einzelgaben)

Wirkmechanismen:
Inhibierung der Cyclooxygenasen

Pharmakokinetische Daten:
Bioverfügbarkeit 72%; Proteinbindung 92–99%; hepatische Metabolisierung (N-p-Hydroxyphenylmetabolit); renale (43%) und fäkale (34%) Elimination, daneben auch Ausscheidung des unveränderten Wirkstoffs; $t_{1/2}$=6–7 h

Unerwünschte Wirkungen:
gruppenspezifisch für NSAR

Interaktionen:
siehe Diclofenac

Kontraindikationen:
siehe Diclofenac

Etodolac

INN:
Etodolac

Handelspräparate (Auswahl):
Edolan (USA), Zedolac (Italien)

Applikation:
oral

Tagesdosis:
200 mg (2 Einzelgaben)

Wirkmechanismen:
Inhibierung der Cyclooxygenasen

Pharmakokinetische Daten:
Proteinbindung >99%; hepatische Metabolisierung und renale Ausscheidung (<20% unverändert); $t_{1/2}$=6 h

Unerwünschte Wirkungen:
gastrointestinale Unverträglichkeit, Kopfschmerzen, Schwindel, Hautausschläge

Interaktionen:
gruppenspezifisch für NSAR

Kontraindikationen:
gruppenspezifisch für NSAR

Sulindac

INN:
Sulindac

Handelspräparate (Auswahl):
Aflodac (Italien), Athrocine (Frankreich), Klinoril (Slowenien), Sulindal (USA)

Applikation:
oral

Tagesdosis:
200–600 mg (2 Einzelgaben)

Wirkmechanismen:
Inhibierung der Cyclooxygenasen, zur chemopräventiven Wirkung (s. Seite 97)

Pharmakokinetische Daten:
Bioverfügbarkeit >88% (aktiver Metabolit); $t_{1/2}$ (Sulindac) =7h; Phroteinbindung 96%; Metabolisierung zum aktiven Sulfid ($t_{1/2}$=18 h) und inaktiven Sulfon, unterliegt enterohepatischem Kreislauf; Ausscheidung Sulfon und unveränderter Wirkstoff renal, aktives Sulfid mit den Fäzes

Unerwünschte Wirkungen:
gruppenspezifisch für NSAR

Interaktionen:
siehe Diclofenac, aber nicht oder weniger mit Diuretika

Kontraindikationen:
gruppenspezifisch für NSAR

Flurbiprofen

INN:
Flurbiprofen

Handelspräparate (Auswahl):
Froben

Applikation:
oral

Tagesdosis:
150–300 mg (2 Einzelgaben)

Wirkmechanismen:
Inhibierung der Cyclooxygenasen

Pharmakokinetische Daten:
Bioverfügbarkeit >85%; Proteinbindung >99%; hepatische Metabolisierung und renale Ausscheidung (20–25% unverändert); $t_{1/2}$=3–4 h

Unerwünschte Wirkungen:
gruppenspezifisch für NSAR

Interaktionen:
siehe Ibuprofen

Kontraindikationen:
siehe Ibuprofen

Ibuprofen

INN:
Ibuprofen

Handelspräparate (Auswahl):
Aktren, Dolgit, Imbun, Optalidon, Opturem

Applikation:
oral

Tagesdosis:
1,2–2,4 g (mehrere Einzelgaben)

Wirkmechanismen:
Inhibierung der Cyclooxygenasen

Pharmakokinetische Daten:
Bioverfügbarkeit >80%; Proteinbindung 99%; hepatische Metabolisierung; $t_{1/2}$=2–3 h

Unerwünschte Wirkungen:
gruppenspezifisch für NSAR, wird in der Regel im Gastrointestinaltrakt gut vertragen, Kopfschmerzen und Hautreaktionen (Hautausschläge) sind selten

Interaktionen:
siehe Diclofenac

Kontraindikationen:
siehe Diclofenac

Ketoprofen

INN:
Ketoprofen

Handelspräparate (Auswahl):
Alrheumun, Gabrilen, Orudis

Applikation:
oral

Tagesdosis:
100–200 mg (2 Einzelgaben)

Wirkmechanismen:
Inhibierung der Cyclooxygenasen

Pharmakokinetische Daten:
Bioverfügbarkeit >85%; Proteinbindung <94%; hepatische Metabolisierung; $t_{1/2}$=1–2 h

Unerwünschte Wirkungen:
gruppenspezifisch für NSAR, wird in der Regel im Gastrointestinaltrakt gut vertragen, Kopfschmerzen und Hautreaktionen (Hautausschläge) sind selten

Interaktionen:
siehe Diclofenac

Kontraindikationen:
siehe Diclofenac

Naproxen

INN:
Naproxen

Handelspräparate (Auswahl):
Apranax, Dysmenalgit, Malexin

Applikation:
oral

Tagesdosis:
500–1000 mg (2 Einzelgaben)

Wirkmechanismen:
Inhibierung der Cyclooxygenasen

Pharmakokinetische Daten:
Bioverfügbarkeit >99%; Proteinbindung 99%; hepatische Metabolisierung und renale Ausscheidung (10% unverändert); $t_{1/2}$=14 h

Unerwünschte Wirkungen:
gruppenspezifisch für NSAR

Interaktionen:
siehe Diclofenac

Kontraindikationen:
siehe Diclofenac

Tiaprofensäure

INN:
Tiaprofensäure

Handelspräparate (Auswahl):
Surgam

Applikation:
oral

Tagesdosis:
600 mg (2–3 Einzelgaben)

Wirkmechanismen:
Inhibierung der Cyclooxygenasen

Pharmakokinetische Daten:
Bioverfügbarkeit 100%; Proteinbindung 98%; hepatische Metabolisierung; $t_{1/2}$=2 h

Unerwünschte Wirkungen:
gruppenspezifisch für NSAR, Hautausschläge, Schläfrigkeit (selten)

Interaktionen:
siehe Diclofenac

Kontraindikationen:
siehe Diclofenac

Azapropazon

INN:
Azapropazon

Handelspräparate (Auswahl):
Tolyprin

Applikation:
oral

Tagesdosis:
1200 mg (2–4 Einzelgaben); Dosisreduktion bei Niereninsuffizienz

Wirkmechanismen:
Inhibierung der Cyclooxygenase-1 (schwach), Hemmung der Freisetzung lysosomaler Enzyme, Stabilisierung der Lysosomenmembran, Verringerung der Thrombozytenaggregation

Pharmakokinetische Daten:
Proteinbindung 99%; geringfügige hepatische Metabolisierung, renale Ausscheidung des unveränderten Wirkstoffs (60%); $t_{1/2}$=13 h

Unerwünschte Wirkungen:
gastrointestinale Unverträglichkeit, Hautausschläge

Interaktionen:
gleichzeitige Einnahme von NSAR erhöht das Blutungsrisiko im Gastrointestinaltrakt. Verstärkung der Wirkung von Antikoagulantien, Antidiabetika. Verminderte Wirksamkeit von Diuretika und Antihypertensiva. Lithium- und Methotrexat-Toxizität kann erhöht sein

Kontraindikationen:
Magen-Darm-Ulzera, Hämatopoesestörung, Blutgerinnungsstörung, Überempfindlichkeit gegen Pyrazolone; Vorsicht ist bei Asthma bronchiale angezeigt

Lornoxicam

INN:
Lornoxicam

Handelspräparate (Auswahl):
Telos, Xefo (Dänemark, Österreich)

Applikation:
oral

Tagesdosis:
8–16 mg (2–3 Einzelgaben)

Wirkmechanismen:
Inhibierung der Cyclooxygenasen

Pharmakokinetische Daten:
Proteinbindung 99%; hepatische Metabolisierung, renale (42%) und fäkale (51%) Ausscheidung (5-Hydroxy-Lornoxicam, inaktiver Metabolit); $t_{1/2}$=3–5 h

Unerwünschte Wirkungen:
siehe Piroxicam

Interaktionen:
siehe Piroxicam

Kontraindikationen:
siehe Piroxicam

Meloxicam

INN:
Meloxicam

Handelspräparate (Auswahl):
Mobec

Applikation:
oral

Tagesdosis:
7,5–15 mg

Wirkmechanismen:
Inhibierung der Cyclooxygenasen

Pharmakokinetische Daten:
Proteinbindung 99%; hepatische Metabolisierung; $t_{1/2}$=20 h

Unerwünschte Wirkungen:
siehe Piroxicam, bessere Magen-Darm-Verträglichkeit

Interaktionen:
siehe Piroxicam

Kontraindikationen:
siehe Piroxicam

Piroxicam

INN:
Piroxicam

Handelspräparate (Auswahl):
Felden, Flexase, Rheumitin

Applikation:
oral

Tagesdosis:
10–20 mg

Wirkmechanismen:
Inhibierung der Cyclooxygenasen, Verringerung der Chemotaxis von polymorphkernigen Leukozyten, Reduktion der Phagozytose

Pharmakokinetische Daten:
Proteinbindung 99%; hepatische Metabolisierung mit enterohepatischem Kreislauf, renale Ausscheidung (25% unverändert); $t_{1/2}$=45 h

Unerwünschte Wirkungen:
gruppenspezifische der NSAR, periphere Ödeme, selten Veränderungen bei Leberenzymen

Interaktionen:
Verstärkung der gastrointestinalen Störungen bei gleichzeitiger Anwendung von NSAR oder Glucocorticoiden. Gefahr einer Hyperkaliämie bei gleichzeitiger Gabe von kaliumsparenden Diuretika. Lithium- und Methotrexat-Toxizität kann erhöht sein. Bei gleichzeitiger Gabe von Phenytoin kann dessen Blutspiegel erhöht sein. Verminderung der Wirksamkeit von Antihypertensiva und Diuretika

Kontraindikationen:
Magen-Darm-Ulzera, allgemeine Blutungsneigung, Störung der Hämatopoese, Überempfindlichkeit gegen Oxicame. Bei Antikoa-

gulantientherapie ist parenterale Gabe von Piroxicam kontraindiziert

Tenoxicam

INN:
Tenoxicam

Handelspräparate (Auswahl):
Liman

Applikation:
oral

Tagesdosis:
10–20 mg

Wirkmechanismen:
Inhibierung der Cyclooxygenasen

Pharmakokinetische Daten:
Proteinbindung 99%; hepatische Metabolisierung; $t_{1/2}$=72 h

Unerwünschte Wirkungen:
siehe Piroxicam

Interaktionen:
siehe Piroxicam

Kontraindikationen:
siehe Piroxicam

Fenbufen

INN:
Fenbufen

Handelspräparate

Cincopal (Spanien), Lederfen (Griechenland), Österreich)

Applikation:

oral

Tagesdosis:

900 mg (2 Einzelgaben)

Wirkmechanismen:

Inhibierung der Cyclooxygenasen

Pharmakokinetische Daten:

Bioverfügbarkeit >85%; Proteinbindung >99%; Prodrug, hepatische Metabolisierung zum aktiven Metaboliten 4-Biphenylessigsäure(als Felbinac für die topische Anwendung im Handel), renale Ausscheidung (4% unverändert); $t_{1/2}$=10 h (aktiver Metabolit)

Unerwünschte Wirkungen:

gastrointestinale Unverträglichkeit, Kopfschmerzen, Schwindel, Hautausschläge (selten)

Interaktionen:

siehe Diclofenac

Kontraindikationen:

siehe Diclofenac

Nabumeton

INN:

Nabumeton

Handelspräparate (Auswahl):

Arthaxan

Applikation:

oral

Tagesdosis:
1000 mg (abends)

Wirkmechanismen:
Inhibierung der Cyclooxygenasen

Pharmakokinetische Daten:
Bioverfügbarkeit >35%; Proteinbindung >99%; Prodrug, hepatische Metabolisierung zum aktiven Metaboliten 6-Methoxy-2-naphthalinessigsäure (6-MNA); $t_{1/2}$=24 h

Unerwünschte Wirkungen:
gastrointestinale Unverträglichkeit (mild), Kopfschmerzen, Schwindel

Interaktionen:
siehe Diclofenac

Kontraindikationen:
siehe Diclofenac

Nimesulid

INN:
Nimesulid

Handelspräparate (Auswahl):
Aulin (Italien, Schweiz); Mesulid (Italien, USA)

Applikation:
oral

Tagesdosis:
100–400 mg (2 Einzelgaben)

Wirkmechanismen:
Inhibierung der Cyclooxygenasen

Pharmakokinetische Daten:

Proteinbindung 99%; hepatische Metabolisierung, renale und fäkale Ausscheidung; $t_{1/2}$=4–5 h

Unerwünschte Wirkungen:

gastrointestinale Störungen, Schwindel, Kopfschmerzen, Hautausschläge, Juckreiz

Interaktionen:

kein relevanter Einfluß auf Metabolisierung anderer Arzneistoffe; keine Verdrängung aus der Plasmaeiweißbindung durch therapeutische Dosen von Warfarin, Furosemid und Glibenclamid, jedoch durch Salicylsäure, Valproinsäure und Tolbutamid; in der Regel keine Veränderung der hämokoagulativen Parameter und der Lungenfunktion

Kontraindikationen:

peptische Ulzera, ausgeprägte hepatische und renale Insuffizienz

2.2.4 Neue Wirkstoffe mit zusätzlichen bzw. anderen Eigenschaften

Die antiinflammatorische Wirkung der vorangehend besprochenen Stoffe ist durch In-vitro- und In-vivo-Untersuchungen belegt, allerdings führen die unerwünschten Effekte, insbesondere bei einer Langzeitbehandlung oder Dauertherapie, zu einer geringen Compliance bei den Patienten und häufig zu einem Therapieabbruch. Neue Strategien orientieren sich daher an dem Ziel, die Magen-Darmverträglichkeit zu verbessern und Störungen im Bereich der Nieren zu vermeiden bzw. zu minimieren.

2.2.4.1 Selektive Cyclooxygenase-2-Inhibitoren

In der Klasse der nichtsteroidalen Antirheumatika gilt das Hauptaugenmerk den selektiven Cyclooxygenaseinhibitoren mit einer Präferenz für die Isoform Cyclooxygenase-2. Als ein Vertreter bekannter Struktur (Enolderivat) mit partieller COX-2-Selektivität wurde vorangehend bereits Meloxicam anhand seiner pharmakodynamischen und -kinetischen Eigenschaften besprochen. Mit gleichem Selektivitätsprofil, aber strukturell davon abweichend, wird eine Serie von methylsulfonyl- bzw. aminosulfonylsubstituierten Aromaten bzw. Heterocyclen zur Zeit klinisch überprüft. Celecoxib (Celebrex®) und Rofecoxib (Vioxx®) wurden 1999 in den USA zugelassen. Celecoxib inhibiert die Cyclooxygenase-2 mit einem Selektivitätsfaktor zwischen 300 und 400, d. h. wesentlich selektiver als Meloxicam. Celecoxib verringert akute Entzündungsprozesse, z. B. beim Carrageenan-induzierten Ödem und im Adjuvans-Arthritismodell. Nach den bisherigen Befunden besteht für Celecoxib weder eine akute noch chronische gastrointestinale Toxizität, insgesamt hat diese Substanz nach bisherigen Befunden ein überzeugendes Sicherheitsprofil. In der Phase 1 der klinischen Prüfung lassen sich bei Tagesdosen von 400 mg über 7 Tage weder gastrische Erosionen noch Ulzera nachweisen, während dies bei anderen nichtsteroidalen Antirheumatika häufig der Fall ist. Celecoxib (200–400 mg/d, 2 Einzelgaben) ist sowohl in seiner antiphlogistischen als auch analgetischen Potenz Placebo überlegen und läßt sich mit handelsüblichen Antirheumatika vergleichen. Eine Beeinflussung der Plättchenaggregation ist bei der angegebenen Dosis nicht feststellbar. Der Einsatz von Celecoxib ist vorgesehen zur Behandlung der rheumatoiden Athritis und der Osteoarthritis, wobei die bessere Magen-Darmverträglichkeit und fehlende Veränderungen von renalen Parametern als besondere Vorteile angeführt werden. Für Rofecoxib wird ein vergleichbares pharmakodynamisches Profil bei etwas höherer Cox-2-Selektivität beschrieben. Die durch eine selektive COX-2-Inhibierung begründete bessere Magen-Darmverträglichkeit bedarf allerdings noch eingehender Überprüfungen, da für Meloxi- cam, das nach Firmenangaben gute gastrointestinale Verträglichkeit besitzt, durch eine Schnellinformation des Bundesinstituts für Arzneimittel und Medizinprodukte im April 1998 auf Fälle mit unerwünschten Wirkungen der Substanz im Gastrointestinaltrakt und an der Haut hingewiesen wurde. Die postulierte Überlegenheit der Substanz im Vergleich zu anderen nichtsteroidalen Antirheumatika muß durch epidemiologische Studien gesichert werden. In diesem Zusammenhang sind wissenschaftliche Befunde von Interesse, die belegen, daß das Isoenzym Cyclooxygenase-2 nicht nur induzierbar, sondern wie die Isoform Cyclooxygenase-1 auch konstitutiv in verschiedenen Zellen vorkommt, so z. B. in den Nieren, dem Rückenmark, im Pankreas sowie der Magenschleimhaut. Unter Berücksichtigung dieser Ergebnisse wird verständlich, warum einerseits ähnliche Erscheinungen im Magen-Darmtrakt auftreten können wie bei den bisher bekannten nichtselektiven Cyclooxygenaseinhibitoren, und es andererseits bei tierexperimentellen Untersuchungen an Mäusen, die Cyclooxygenase-2 nicht zu bilden vermögen (COX-2-knock-out-Mäuse), zu Entwicklungsstörungen im Bereich der Nieren, des Herzens und zu einer Infertilität der weiblichen Tiere kommen kann.

2.2.4.2 Nichtsteroidale Antiphlogistika mit einer Nitrogruppe (Nitro-NSAR)

Ein weiterer Ansatz zur Entwicklung von Substanzen, die weniger gastrointestinale Schäden verursachen, beruht auf der Vorstellung, daß durch Verknüpfung bekannter NSAR über einen Spacer (Abstandshalter) mit einer Salpetersäureesterfunktion Moleküle entstehen, die nach enteraler Resorption in das Antirheumatikum, den Spacer und Stickstoffmonoxid gespalten werden. Diese Nitro-NSAR besitzen nach bisher zugänglichen Ergebnissen eine gute Magen-Darmverträglichkeit, da das freigesetzte Stickstoffmonoxid aufgrund seiner vasodilatierenden Wirkung Mikrozirkulationsstörungen in der gastrointestinalen Mukosa verhindert, die bei einer Cyclooxygenaseinhibierung an der Ulkusbildung beteiligt sind. Die antiphlogistischen, antipyretischen und analgetischen Wirkungen der bekannten Substanzen bleiben dabei erhalten. Als Beispiele für derartige Entwicklungen sind die Nitroderivate der Acetylsalicylsäure (NCX-4016) sowie die von Diclofenac, Flurbiprofen und Ketoprofen zu nennen. In weiterführenden Studien ist die Frage einer systemischen Gefäßwirkung des freigesetzten Stickstoffmonoxids zu klären und eine Nutzen/Risiko-Abwägung durchzuführen.

2.2.4.3 Duale Cyclooxygenase-/Lipoxygenase-Inhibitoren

Grundlage für die Entwicklung von Wirkstoffen, die die Cyclooxygenasen und die 5-Lipoxygenase blockieren (duale Inhibitoren), ist die Beobachtung, daß bei alleiniger Inhibierung der Cyclooxygenasen die aus Membranlipiden freigesetzte Arachidonsäure über die Lipoxygenasen, insbesondere die 5-Lipoxygenase, unter Bildung von Leukotrienen mit ausgeprägter chemotaktischer Wirkung verstoffwechselt wird (s. Abb. 6, Seite 59). Durch die erhöhte Konzentration des chemotaktisch wirkenden Leukotriens B4 und andere durch Lipoxygenasen gebildete Mediatoren werden Leukozyten in mesenterielle Venolen gelockt, sie verlangsamen dort ihre Bewegung, und es erfolgt eine Adhäsion, die zu einer Minderdurchblutung, einer Läsion und letztendlich einem Ulkus führen kann. Verhindert man den Anstieg der Konzentration an chemotaktisch wirkenden Leukotrienen durch eine duale Hemmung der genannten Wege, so resultiert eine bessere Magen-Darmverträglichkeit. Als Beispiel für einen derartigen dualen Hemmstoff wurde vorangehend Tenidap (s. Seite 48) besprochen, das allerdings nur in vitro sowohl die Cyclooxygenasen als auch die 5-Lipoxygenase inhibiert, in vivo beobachtet man demgegenüber bei therapeutischen Dosen nur eine Cyclooxygenase-Hemmung. Als Entwicklungssubstanz mit dualem Profil ist ML 3000 (ein Fenacderivat) zu nennen, das beide Enzyme im unteren mikromolaren Bereich inhibiert. Trotz einer verminderten Bildung des als zytoprotektiv eingestuften Prostaglandins E2 in der Magen-Darm-Mukosa verursacht ML 3000 nach heutigem Kenntnisstand keine gastrointestinalen Schädigungen, bei gleicher bzw. höherer Dosierung wie andere nichtsteroidale Antirheumatika. Diese Befunde stehen in Übereinstimmung mit einer verringerten Bildung der chemotaktisch wirkenden Leukotriene und damit einer verminderten Leukozytenadhäsion in den mesenteriellen Venolen. Wie bei den vorangehend besprochenen Nitro-NSAR erscheint auch hier eine bessere Magen-Darmverträglichkeit in Verbindung mit den übrigen erwünschten Effekten vorzuliegen.

2.2.4.4 Nichtsteroidale Antirheumatika kombiniert mit Zytoprotektiva

Um eine geringere Magen-Darm-Toxizität zu erzielen, können bewährte Antiphlogistika mit Substanzen kombiniert werden, die pathogene Mechanismen unterbinden und protektive unterstützen. Als Beispiel hierfür ist die fixe Kombination von Diclofenac, das magensaftresistent verkapselt den Kern der Tablette bildet, mit Misoprostol als Mantelbestandteil zu nennen (Handelspräparat Arthotec). Die Schutzwirkungen des Prostaglandin-E_1-Analogons Misoprostol beruhen auf einer erhöhten Magenschleimhautdurchblutung, einer vermehrten Schleimproduktion im Magen, einer verringerten Magensäuresekretion und einer Zunahme der duodenalen Bicarbonatfreisetzung. Bezüglich der Bioverfügbarkeit und Pharmakokinetik verhalten sich beide Komponenten nach Verabreichung der Manteltablette ähnlich wie die Monosubstanzen. Die als Folge der unerwünschten Stimulation der glatten Muskulatur durch das Prostaglandin-Derivat beobachteten Oberbauchbeschwerden, Menstruationsveränderungen und eine Diarrhoe sind wegen der relativ niedrigen Dosierung von Misoprostol meist leicht bis mäßig ausgeprägt und reversibel.

2.2.4.5 Antirheumatika ohne Einfluß auf die Arachidonsäure-Biotransformation

Als neue Substanz mit antiphlogistischer und analgetischer Wirkkomponente ohne Einfluß auf die Arachidonsäure-Biotransformation ist Oxaceprol (das 3-Hydroxy-N-acetylderivat der Aminosäure Prolin; AHP 200^{R}) zu nennen, dessen Aktivität mit einer Hemmung der Granulozytenadhäsion an die Gefäßendothelien erklärt wird. Oxaceprol verringert die Wechselwirkung von Leukozyten, insbesondere die von Granulozyten, mit den durch Entzündungsmediatoren (TNF-α, IL-1, LTB_4, IFN-γ) aktivierten Endothelien. Da diese Interaktion, die durch verschiedene Adhäsionsmoleküle (z. B. Selektine, Integrine oder Adressine, Mucin-ähnliche Moleküle) vermittelt wird, eine wichtige Voraussetzung für die Migration der Leukozyten in das Gewebe ist, kann Oxaceprol durch die Inhibition der Granulozytenadhäsion eine überschießende Entzündungsantwort verringern bzw. vollständig verhindern. Daneben hemmt es selektiv die Elastase, der eine zentrale Funktion bei der Spaltung verschiedener Proteine zukommt, z. B. auch bei entzündlichen Prozessen im Bereich der Gelenke. Die Hemmung der Elastase ermöglicht in Verbindung mit der Reduktion der Granulozytenadhäsion eine frühe Intervention beim Entzündungsgeschehen. Die Aktivität von Oxaceprol wurde in klassischen Standardmodellen geprüft, teilweise im Vergleich mit handelsüblichen nichtsteroidalen Antirheumatika. Für Oxaceprol ließ sich dabei in verschiedenen Testverfahren kein Einfluß auf die Metabolisierung, Freisetzung oder Aktivität der Arachidonsäure bzw. ihrer Metaboliten nachweisen. Aufgrund dieser Befunde sind ulzerogene, hämorrhagische und nephrotoxische Wirkungen weniger wahrscheinlich als bei Wirkstoffen mit einer Hemmung der Arachidonsäure-Biotransformation, und es ergibt sich ein günstiges Nutzen/Risiko-Profil für Oxaceprol. Als Anwendungsgebiete sind degenerative Gelenkerkrankungen in schmerzhaften oder entzündlichen Stadien (Arthrosen des Knies, der Hüfte, der Schulter usw.) sowie entzündliche Bindegewebserkrankungen zu nennen. Im Magen-Darm-Bereich können gelegentlich Schmerzen, Übelkeit, Appetitlosigkeit und Diarrhoe auftreten, allergische Reaktionen sind selten und stets reversibel. Allergische Begleiterscheinungen, wie Urtikaria, allergische Vaskulitis, Quinckeödem, Haarausfall und Arthralgie sind auf Einzelfälle beschränkt.

INN:
Oxaceprol

Handelspräparate (Auswahl):
AHP 200

Applikation:
oral

Tagesdosis:
600 mg

Wirkmechanismen:
Hemmung der Granulozyten-Adhäsion, Hemmung der Elastase, ohne Einfluß auf die Biotransformation der Arachidonsäure

Pharmakokinetische Daten:
Bioverfügbarkeit 60%; Oxaceprol wird nicht verstoffwechselt; Ausscheidung renal (60%) und fäkal (40%); $t_{1/2}$=1–2 h

Unerwünschte Wirkungen:
Magen-Darm-Störungen, allergische Reaktionen (selten)

Interaktionen:
mögliche Beeinflussung der durch Antikoagulantien eingestellten Prothrombinzeit (Quickwert), eine engmaschige Kontrolle der Prothrombinzeit wird empfohlen

Kontraindikationen:
Überempfindlichkeit gegen Oxaceprol; Schwangerschaft und Stillzeit

2.2.4.6 Substanzen mit immunmodulierender Wirkung

Die meisten der zur Behandlung rheumatischer Erkrankungen eingesetzten Pharmaka sind nur in der Lage, Symptome zu lindern oder im Idealfall zu beseitigen. Eine kausale Therapie unter Berücksichtigung der pathogenen Prozesse ist und bleibt eine Herausforderung für die Antirheumatika-Forschung, und es käme einem Quantensprung in der Therapie gleich, wenn dies gelänge. Andererseits sind aber auch Strategien bedeutsam, die sich mit einer größeren therapeutischen Breite, höheren Sicherheit, einem rascherem Wirkungseintritt, geeigneteren Darreichungsformen usw. befassen, um die Lebensqualität der Patienten zu verbessern.

Leflunomid

Leflunomid, ein Isoxazolderivat, dem die übrigen Strukturmerkmale der NSAR fehlen, greift in unterschiedlicher Weise in pathogene Mechanismen ein, im Vordergrund steht seine immunmodulierende Wirkung. Es ist ein Prodrug und wird nahezu quantitativ zum aktiven Metaboliten (A 77 1726), dem durch Ringöffnung des Isoxazols gebildeten N-(4-Trifluormethylphenyl)-2-cyano-3-hydroxy-crotonsäureamid, biotransformiert. Wird Leflunomid, geplanter Handelsname Arava, in Tierversuchen vor dem Entzündungsstimulus gegeben, verhindert es die Ausbildung des Krankheitsbildes, eine Wirkung, die den klassischen nichtsteroidalen Antirheumatika fehlt. Auf molekularer Ebene ist Leflunomid durch die Hemmung des Enzyms Dihydroorotat-Dehydrogenase (DHODH) charakterisiert, das für die Bereitstellung des Pyrimidingrundkörpers, einem wesentlichen Baustein der Pyrimidinnucleotide, verantwortlich ist. Leflunomid blockiert verschiedene Rezeptortyrosinkinasen, die an der zellinternen Signalübermittlung beteiligt sind. In Tiermodellen vermag es die Synthese und die Sekretion der gegen körpereigene Moleküle gerichteten Autoantikörper, die typisch sind für Autoimmunkrankheiten, zu unterbinden. Da in einem genetisch prädisponierten Organismus, ausgelöst durch eine multifaktorielle Noxe, eine Reihe komplexer immunologischer Mechanismen in Gang gesetzt werden, kann Leflunomid möglicherweise als Immunregulator zur Behandlung der rheumatoiden Arthritis oder des systemischen Lupus erythematodes eingesetzt werden. Die Behandlung anderer Autoimmunerkankungen, wie z. B. der Multiplen Sklerose, der Myasthenia gravis, chronisch entzündlicher Darmerkrankungen und der Psoriasis, durch Leflunomid ist ebenfalls denkbar.

In placebokontrollierten Studien wurden die Linderung der Symptome der rheumatoiden Arthritis und eine Verzögerung der Gelenkdeformation nachgewiesen. Die amerikanische Zulassungsbehörde (FDA) hat im Sommer 1998 die Zulassung von Leflunomid zur Behandlung der rheumatoiden Arthritis ausgesprochen.

INN:
Leflunomid

Handelspräparate (Auswahl):
Arava (USA)

Applikation:
oral

Tagesdosis:
initial über 2 Tage 100 mg/d, danach 20 mg

Wirkmechanismen:
Inhibierung der Dihydroorotatdehydrogenase (DHODH); Blokkade von Rezeptortyrosinkinasen, Immunmodulation

Pharmakokinetische Daten:
Proteinbindung >99% (jeweils aktiver Metabolit); Prodrug (aktiver Metabolit A 77 1726, Umwandlung praktisch vollständig), Ausscheidung biliär und renal; $t_{1/2}$ ≈14 d

Unerwünschte Wirkungen:
Diarrhoe, Haarausfall, Gewichtsverlust, Hypertension, (für alle Formen milder Verlauf und in der Regel reversibel), Anstieg der Transaminasen (reversibel)

Interaktionen:
keine Wechselwirkung mit oralen Kontrazeptiva und Cimetidin. Der aktive Metabolit erhöht bei gleichzeitiger Gabe die Konzentration an Diclofenac, Ibuprofen und Tolbutamid; er inhibiert CYP 2C9. Methotrexat beeinflußt die Pharmakokinetisk von Leflunomid nicht. Eine Zunahme der Konzentration des aktiven Metaboliten wird bei gleichzeitiger Gabe von Rifampicin beobachtet.

Kontraindikationen:
Überempfindlichkeit gegen Leflunomid, Schwangerschaft

2.2.4.7 Monoklonale Antikörper

Die rheumatoide Arthritits als chronische Autoimmunerkrankung tritt wie oben ausgeführt auf, wenn Leukozyten von den Blutgefäßen in die Flüssigkeiten und Gewebe der Gelenke übertreten. Die von den Leukozyten produzierten Substanzen, wie z. B. Cytokine und die von Plasmazellen sezernierten Antikörper, führen dann zu den beobachteten Schädigungen und Symptomen an den Gelenken. Ohne die eigentliche Ursache zu kennen, geht man heute davon aus, daß die Veranlagung für die rheumatoide Arthritris durch ein oder mehrere Gene vererbt wird, die an der Regulation des Immunsystems beteiligt sind.

Infliximab

Infliximab (Remicade) ist ein monoklonaler Antikörper, der die Aktivierung des Tumornekrosefaktors α (TNF-α), der auf immunologischer Ebene für Entzündungsprozesse verantwortlich ist, verhindert. Infliximab neutralisiert den Tumornekrosefaktor im Blut, es zerstört TNF-α-produzierende Zellen und sorgt für die Bindung des Tumornekrosefaktors an die Zellmembran. Da TNF-α nicht nur für die rheumatoide Arthritis eine Schlüsselsubstanz darstellt, sondern auch für chronische Darmentzündungen, wie z. B. Morbus Crohn, kann der Antikörper auch dort eingesetzt werden. Die FDA hat im August 1998 die Zulassung von Remicade zur Behandlung von Patienten mit Morbus Crohn erteilt.

Weitere Studien zeigen den Erfolg einer Infliximab-Therapie bei rheumatischen Erkrankungen. Es kommt zu einer Verbesserung der individuellen Krankheitssymptome, wie z. B. der geschwollenen Gelenke, der Schmerzen und einer Verringerung des C-reaktiven Proteins. Ein Abklingen der Symptomatik läßt sich innerhalb von 2 bis 4 Wochen nach Therapiebeginn feststellen. Einen noch besseren Behandlungserfolg erhält man durch Kombination von Infliximab mit Methotrexat, da Methotrexat sowohl entzündungshemmende als auch immunsuppressive Eigenschaften besitzt. Methotrexat verstärkt vermutlich synergistisch die Wirkung von Infliximab und/oder hemmt die Bildung von Antikörpern gegen Infliximab. Weiterführende Untersuchungen der klinischen Phase 3 müssen allerdings die Wirksamkeit und Sicherheit der Behandlung der rheumatoiden Arthritis mit dem monoklonalen Antikörper Infliximab allein oder in Kombination mit Methotrexat belegen.

2.2.4.8 Nichtsteroidale Antirheumatika und chemopräventive Wirkung

Die signifikant höhere Cyclooxygenase-2-Expression vergleichbar zur Cyclooxygenase-1 durch kolorektale Karzinome haben in den letzten 2 bis 3 Jahren zu einer eingehenden Beschäftigung mit nichtsteroidalen Antirheumatika bekannter Strukturen, wie z. B. Acetylsalicylsäure und Sulindac, sowie mit den neu entwickelten selektiven COX-2-Inhibitoren als Substanzen mit einer möglichen chemopräventiven Wirkung geführt. Da für die Progression eines kolorektalen Tumors die Aktivierung des K-Ras-Onkogens bzw. die Inaktivierung der Suppressorgene p53 bzw. APC angenommen wird, diskutiert man die chemopräventive Wirkung von NSAR in Zusammenhang mit einer Beeinflussung der genannten Phänomene. Daneben könnte die verstärkte Bildung von antiproliferativ wirksamen Eicosanoiden (z. B. Hydroxyfettsäuren, Lipoxinen, s. Abb. 6, Seite 59), eine Induktion der Apoptose oder eine Hemmung der Angiogenese für die in tierexperimentellen Studien belegte chemopräventive Wirkung der NSAR verantwortlich sein. Auch hier müssen in den kommenden Jahren klinische Studien die bisher beobachteten Effekte bestätigen und mögliche Mechanismen plausibel machen.

2.3 Arzneistoffe zur Selbstmedikation

Die vorangehenden Ausführungen zu den verfügbaren Arzneistoffen aus der Gruppe der Basismedikamente, der Glucocorticoide und der nichtsteroidalen Antirheumatika mit den ihnen eigenen erwünschten aber auch unerwünschten Wirkungen macht deutlich, daß eine Selbstmedikation bei Erkrankungen des rheumatischen Formenkreises in der erforderlichen Langzeit- oder Dauertherapie nicht in Frage kommt. Die Verordnung von Basismedikamenten und Glucocorticoiden sollte möglichst durch einen erfahrenen (internistischen) Rheumatologen erfolgen, die Behandlung mit nichtsteroidalen Antirheumatika und die zugehörige Patientenbetreuung hat vorzugsweise ebenfalls durch einen auf diesem Gebiet erfahrenen

Arzt zu erfolgen. Nur in Ausnahmefällen kommt eine Selbstmedikation für eine kurzfristige Anwendung zur Linderung von Schmerzen bei Krankheitsschüben in Frage. Geeignet sind hierfür Wirkstoffe aus der Gruppe der nichtsteroidalen Antirheumatika mit ausgeprägter analgetischer Komponente, wie z. B. Acetylsalicylsäure, Ibuprofen, oder Analgetika, wie z. B. Paracetamol.

2.4 Kriterien der Arzneimittelauswahl

Die Entwicklung effizienter Arzneistoffe eröffnet die Möglichkeit, die chronische Polyarthritis mit Medikamenten zu therapieren, allerdings stets im Wissen, daß die Krankheit nicht vollständig zu heilen ist. Ist die Wirksamkeit eines Medikaments gesichert, so ist es ständig einzunehmen, da sonst die Symptome der Erkrankung wiederkehren. Es muß darauf hingewiesen werden, daß andere Maßnahmen, wie z. B. Bäder oder eine Bewegungstherapie, die Medikamente nicht ersetzen aber ergänzen können. Die prinzipiellen Wirkmechanismen der verfügbaren Antirheumatika wurden vorangehend im Kapitel 2.1 zusammengefaßt. Neben den Basistherapeutika, die in das Fortschreiten der Erkrankung eingreifen, indem sie die krankhafte Antikörperbildung oder deren Reaktion mit dem Gelenkgewebe beeinflussen, gibt es Arzneistoffe, die ohne in die Krankheitsentwicklung einzugreifen direkt am entzündeten Gelenk wirken. Hierzu gehören die Glucocorticoide und die nichtsteroidalen Antirheumatika, die häufig miteinander kombiniert werden, um die Cortisonpräparate möglichst niedrig dosieren zu können. Da bei den Basistherapeutika bis zu einem Wirkungseintritt eine längere Zeit vergeht, wird unmittelbar nach der Diagnose einer rheumatoiden Arthritis als Soforttherapie Cortison und/oder ein Antirheumatikum gegeben. Als Ergänzung zu Vertretern der drei Wirkstoffklassen sind Substanzen zu nennen, die aufgrund ihrer immunmodulierenden Eigenschaften das Krankheitsgeschehen positiv beeinflussen. In diesem Zusammenhang sind Tenidap, das eine Zwischenstellung zwischen NSAR und Basistherapeutika einnimmt, und die neu entwickelte Substanz Leflunomid zu nennen. Es besteht weitgehende Übereinstimmung, daß nur relativ geringe

Unterschiede zwischen den verfügbaren NSAR bei der Behandlung der rheumatoiden Arthritis bestehen, wobei allerdings insbesondere Kriterien der Verträglichkeit bzw. Toxizität bei der individuellen Auswahl zu berücksichtigen sind. Aufgrund der besseren Magen-Darmverträglichkeit nehmen in der Hierarchie der NSAR Ibuprofen, Naproxen und Diclofenac eine bevorzugte Position hinsichtlich der Nutzen/Risiko-Relation ein, allerdings sind Neuentwicklungen wie selektive COX-2-Inhibitoren und andere neue Substanzen, die unter dem Gesichtspunkt der besseren gastrointestinalen Verträglichkeit entwickelt werden (s. Kapitel 2.2.4), in die Überlegungen einzubeziehen. Nach der Diagnose einer rheumatoiden Arthritis sollte unmittelbar mit der Therapie unter folgenden strategischen Gesichtspunkten begonnen werden:

- Einsatz von Basistherapeutika, bevor es zu Gelenkschädigungen kommt.
- Kontinuierliche Verwendung der Basistherapeutika während des Krankheitsverlaufes, ggf. auch Wechsel innerhalb der Wirkstoffgruppe.
- Regelmäßige Feststellung der Bewegungseinschränkung bzw. des Bewegungsverlustes zur Erkennung der Krankheitsprogression.
- Kriterien für eine erfolgreiche Therapie sind die Blutkörperchensenkungsgeschwindigkeit, die Zahl der geschwollenen Gelenke und die körperliche Behinderung in einem Beobachtungszeitraum von 4 bis 6 Monaten. Wird keine Besserung festgestellt, so ist das Therapieregime zu ändern.
- Basistherapeutika können zu jedem Zeitpunkt der Behandlung durch neue Wirkstoffe ersetzt werden, die ebenfalls in die Krankheitsentwicklung eingreifen.
- Nichtsteroidale Antirheumatika und Analgetika werden als adjuvante Therapie eingesetzt, um die Symptome zu beseitigen oder zumindest zu bessern.

Wie vorangehend ausgeführt ist die Rheumabehandlung stets eine Individualtherapie in bezug auf die Wahl des Antirheumatikums, die Applikationsart, die Dosis und das Dosisintervall.

Weitere Kriterien, die die Arzneimittelauswahl betreffen, sind in den Kapiteln der einzelnen Stoffgruppen sowie in Kapitel 1.5 genannt.

2.5 Monotherapie versus Arzneistoffkombinationen

Kombinationspräparate, die zwei oder mehrere Arzneistoffe enthalten, werden heute im allgemeinen kritisch gesehen, da

- die einzelnen Substanzen meist unterschiedliche Pharmakokinetik besitzen,
- sich die pharmakokinetischen Parameter im Laufe einer Langzeit- oder Dauertherapie aufgrund einer Enzymhemmung oder Enzyminduktion verändern können,
- die Dosisintervalle z. T. unterschiedlich sind,
- unerwünschte Effekte additiv sein können und
- unerwartete Interaktionen der Wirkstoffe möglich sind.

Diese Überlegungen gelten auch für die Therapie rheumatischer Erkrankungen, insbesondere da hier häufig aufgrund der Chronizität eine lebenslange Therapie notwendig ist. Mehrere Medikamente müssen z. T. nacheinander, z. T. nebeneinander aber nicht in fixer Kombination eingenommen werden.

2.6 Nutzen/Risiko-Relation und Vergleich einzelner Therapieschemata

Wendet man die in Kapitel 2.4 genannten Kriterien der Arzneimittelauswahl an und stellt Wirksamkeit und Toxizität der eingesetzten Arzneistoffe in einer Metaanalyse placebokontrollierter Studien gegenüber, so findet man, daß unter den Basistherapeutika Auranofin deutlich weniger wirksam ist als Methotrexat, injizierbare Goldpräparate, Penicillamin oder Sulfasalazin und etwas schwächer, aber nicht so deutlich, als Chloroquin bzw. Hydroxychloroquin. Im Schnitt brechen im Verlauf einer Studie etwa 30% der Patienten die

Therapie aufgrund von unerwünschten Wirkungen ab. Die schlechteste Verträglichkeit wird für injizierbare Goldpräparate beschrieben, während Antimalariamittel und Auranofin die wenigsten toxischen Effekte zeigen. Meistens läßt sich bei Einsatz der Basistherapeutika eine Wirkung innerhalb von 6 Monaten feststellen. Ist dies nicht der Fall, sollte ein anderer Wirkstoff dieser Klasse eingesetzt werden, oder es kann ein weiterer Arzneistoff zusätzlich gegeben werden, um die Krankheitsprogression zu verlangsamen. Durch eine kontinuierliche Überwachung der Patienten in bezug auf Wirksamkeit und Toxizität der Arzneistoffe können mit Basistherapeutika Patienten in der Regel erfolgreich therapiert werden. Eine Individualisierung der adjuvanten Therapie mit den in Kapitel 2.2.3 genannten nichtsteroidalen Antirheumatika hinsichtlich des gewählten Wirkstoffs und seiner Dosierung erfolgt nach Rücksprache mit dem Patienten. Ziel ist die Optimierung von Wirksamkeit und Verträglichkeit. Dies gilt insbesondere bei Patienten mit einer Vorschädigung der Nieren bzw. des Magen-Darmtraktes. Hier ergeben sich durch die vorangehend aufgezeigten neuen Wirkstoffe (Kap. 2.2.4) mit einer verbesserten Magen-Darmverträglichkeit zusätzliche Therapiemöglichkeiten

3 Nichtmedikamentöse Maßnahmen

Physiotherapie und Hydrotherapie spielen eine bedeutende Rolle zur Aufrechterhaltung der Funktion der Gelenke und zur Verminderung des Schmerzes. Die Behandlungsschemata sollten für jeden Patienten maßgeschneidert sein und die Übungen so einfach konzipiert werden, daß sie der Patient regelmäßig zu Hause ohne Hilfestellung des Physiotherapeuten durchführen kann. Klinische Befunde zur nichtmedikamentösen und nichtinvasiven Therapie einer Osteoarthritis der Hüfte bzw. des Knies beweisen, daß Bewegungsübungen den Schmerz lindern und die Funktionalität der betroffenen Gelenke verbessern. Spezielle Übungen sind auf die jeweiligen Gelenke abzustimmen, das Übungsprogramm sollte auf mindestens 20 bis 30 Minuten drei- bis viermal pro Woche ausgelegt sein mit einer Intensität, die etwa 60% der einer Aerobic-Übung entspricht. Aufwärmübungen und ein Dehnen der Muskeln reduzieren das Verletzungsrisiko und minimieren das Risiko von kardialen Arrhythmien, insbesondere bei älteren Patienten. Laufen, Schwimmen, Aquarobics in einem warmen Pool, Tennis, Golf und Thai Chi können sich bei älteren Patienten ebenfalls positiv auswirken. Die Bewegungsbehandlung ist außerordentlich wichtig. Sie wird aber häufig vernachlässigt. Die Bewegungstherapie muß ständig wiederholt werden, da als Folge der Gelenkzerstörung und der krankhaften Wucherungen die Gefahr besteht, daß die Knochenenden zusammenwachsen, was durch eine ausreichende Bewegung verhindert werden kann.

Mit der Vermeidung einer bestimmten Bewegung oder eines bestimmten Bewegungsablaufes beginnt die Bewegungseinschränkung, die sehr bald irreversibel wird. Die Bewegungseinschränkung wirkt sich auf die Gesamtfunktion des betroffenen Gelenks aus, wobei eine eingeschränkte Streckung eines Ellenbogengelenks nicht so schlimm ist wie die eines Kniegelenks. Bei einem nicht mehr streckbaren Knie kann man schlecht laufen, und es kommt zusätzlich zu statischen Veränderungen, da innerhalb des Kniegelenks nun Belastungen vorliegen, für die das Knie nicht gebaut ist, auch wird dadurch der zugehörige Halteapparat (Muskeln und Sehnen) überbeansprucht. Da bei jedem Gelenk andere Verhältnisse vorliegen und auch dessen Beanspruchung durch den täglichen Ablauf unterschiedlich sein kann, ist eine individuelle Anpassung des Bewegungsprogramms unbedingt erforderlich.

Zusatzstoffe bei medizinischen Bädern können unter Umständen den Körper in die Lage versetzen, mit Erkrankungen besser fertig zu werden, der direkte Einfluß auf den Krankheitsverlauf ist jedoch gering. Eine hohe Wärmezufuhr durch Mooranwendungen wird allerdings bei entzündlichen Prozessen häufig nicht gut vertragen. Ziel jeder Hydro- und Physiotherapie muß die Erhaltung der Beweglichkeit des Gelenkes sein, die mit einer speziellen Gymnastik erreicht werden kann, wenn der Patient konsequent mitarbeitet und sich den täglichen Übungen unterzieht.

Vorstellungen, daß Entzündungen der Zähne oder der Rachenmandeln ursächlich für eine chronische Polyarthritis sind, müssen revidiert werden. Lediglich die verminderte Abwehrfähigkeit kann zu einer Verschlechterung der Gesamtsituation führen, eine Entfernung der betroffenen Zähne bzw. Mandeln hat im allgemeinen keinen Effekt, und es läßt sich durch diese Maßnahmen nie eine Heilung erzielen.

4 Betreuung des Patienten

4.1 Allgemeine Prinzipien

Eine adäquate Patientenbetreuung hat einen hohen Stellenwert für die Behandlung rheumatischer Erkrankungen, da bei den chronischen Prozessen dem Patienten unbedingt vermittelt werden muß, daß es mehrere Möglichkeiten gibt, den Krankheitsverlauf zu kontrollieren sowie den Schmerz zu reduzieren bzw. zu beseitigen. Die Patienten sind selbst am besten in der Lage, den Wirkstoff herauszufinden, der die Schmerzsymptome bei einem Minimum an unerwünschten Effekten optimal lindert. Voraussetzung für die notwendige Mitarbeit des Patienten bei der Therapie und deren Akzeptanz sind ausreichende Informationen von Seiten des Arztes zum Arzneistoff, zu den möglichen unerwünschten Wirkungen und eine realistische Einschätzung der Möglichkeiten und Grenzen der therapeutischen Maßnahmen. Um die Behinderungen im Verlauf der chronischen Erkrankungen möglichst gering zu halten, ist auf die Notwendigkeit einer rasch einsetzenden Therapie mit geeigneten Arzneistoffen hinzuweisen. Auf eine ausführliche Beratung zur Anpassung des Tagesablaufs am Arbeitsplatz und in der Familie sowie bei Freizeit, Sport und Erholung aufgrund der Erkrankung sollte ebenfalls Wert gelegt werden. Dazu muß der Therapeut die persönliche Situation des Patienten hinsichtlich der eigenen Verfassung und der Situation in der Familie erfragen und Vorschläge zum entsprechenden Umgang mit der Erkrankung unterbreiten. Auf die Möglichkeiten der Physiotherapie mit spezifischen und nichtspezifischen Übungen ist hinzuweisen. Die Patienten können selbst, insbesondere wenn sie z. B. mit Goldpräparaten oder Penicillamin behandelt werden, einen Teil des Drug monitoring übernehmen, indem sie ihre Urinproben auf Hinweise für eine Proteinurie oder eine Hämaturie untersuchen. Patienten mit Erkrankungen des rheumatischen Formenkreises sind über einen langen Zeitraum, häufig lebenslang, auf die Einnahme von entzündungshemmenden Pharmaka angewiesen, und sie wissen oft mehr über die Krankheit und können diese besser einschätzen als der behandelnde Arzt. Dennoch benötigen sie eine adäquate Unterstützung und Ratschläge, um ihnen zu zeigen, daß es Möglichkeiten gibt – unter Einbeziehung neu entwickelter Wirkstoffe – die Symptome zu lindern und die Krankheit erträglich zu machen.

4.2 Spezielle Notfallsituationen

Aufgrund der Heterogenität bezüglich des Spektrums erwünschter Wirkungen, aber auch der unerwünschten von Stoffen aus der Gruppe der Basistherapeutika, der Glucocorticoide und der nichtsteroidalen Antirheumatika, ist die Angabe allgemein gültiger Maßnahmen für Notfälle nicht möglich. Wie vorangehend ausgeführt, gehören Basistherapeutika und Glucocorticoide in die Hand erfahrener Rheumatologen, und auch bei den NSAR ist nur in der Ausnahmesituation eines akuten Schubs mit starken Schmerzen eine kurzzeitige Selbstmedikation akzeptabel. Der betreuende Arzt wird daher jeden Patienten auf die Probleme des einzelnen Arzneistoffs hinweisen und dabei die ihm vom Patienten benannten Begleiterkrankungen berücksichtigen. Aufgrund dieser Parameter resultieren individuell angepaßte Maßnahmen, die sich ggf. auch auf Notfallsituationen beziehen.

4.3 Sonderprobleme

4.3.1 Multimorbidität

Begleiterkrankungen der Patienten, insbesondere im Bereich der Nieren, des Magen-Darmtraktes und der Lunge, müssen in Abhängigkeit vom Schweregrad bei der Auswahl der Medikamente und der

Dosierung berücksichtigt werden. Insbesondere bei einer Behandlung mit Antikoagulantien können mit einigen nichtsteroidalen Antirheumatika, wie z. B. Acetylsalicylsäure und Phenylbutazon bedrohliche Interaktionen (Blutungskomplikationen) auftreten. Allerdings ist dies klinisch heute kaum mehr relevant, da diese Kombinationen vermieden werden. Entsprechendes gilt auch für die Anwendung von NSAR bei Niereninsuffizienz, Natrium- bzw. Wasserretention, Hyponatriumämie, Hyperkaliämie, interstitieller Nephritis und einer papillären Nekrose der Nieren. Patienten, die mit Diuretika behandelt werden, haben ein erhöhtes Risiko eines NSAR-induzierten Nierenversagens, zusätzlich können die NSAR die natriuretische Wirkung der Diuretika blockieren, und es kann zu einer Verschlechterung der Situation bei Patienten mit Herzinsuffizienz und Ödemen kommen. Bei gleichzeitiger Einnahme von NSAR kann der antihypertensive Effekt von β-Adrenozeptoren, ACE-Inhibitoren und von Diuretika verringert werden. Diese Wechselwirkungen wurden insbesondere in Zusammenhang mit der Anwendung von Indometacin beschrieben, dennoch ist auch bei anderen NSAR damit zu rechnen, da sie in direkter Beziehung zur Inhibierung der Prostaglandinsynthese durch die NSAR in den Nieren und in den Blutgefäßen stehen.

Eine hochdosierte Methotrexat-Therapie zusammen mit NSAR wie Ketoprofen, Azapropazon und Diclofenac kann in einzelnen Fällen zu einer fatalen Toxizitätssteigerung führen, da die renale Ausscheidung von Methotrexat vermutlich durch den Einfluß der NSAR inhibiert wird.

Eine Verschlechterung der rheumatischen Erkrankungen kann im Zusammenhang mit der Einnahme von oralen Kontrazeptiva auftreten, obgleich dies relativ selten ist. Es gibt Berichte von einer dramatischen Verschlechterung der Situation bei Patienten mit einem systemischen Lupus erythematodes bei der Einnahme von Kontrazeptiva, die sich beim Absetzen der Ovulationshemmer wieder bessert.

4.3.2 Schwangerschaft und Stillperiode

Eine Schwangerschaft sollte Anlaß sein, die Zahl der verabreichten Medikamente auf das unbedingt erforderliche Maß zu reduzieren, wobei im Falle einer rheumatischen Erkrankung die Kontrolle des Krankheitsverlaufes auf jeden Fall gewährleistet sein muß. Analgetika wie Paracetamol und Codein dürfen während der Schwangerschaft und der Stillzeit eingenommen werden, nichtsteroidale Antirheumatika können dagegen in den letzten Wochen der Schwangerschaft zu einem frühzeitigen Verschluß des Ductus Botalli führen und die Wehentätigkeit unterbinden. Von Salicylaten wird beschrieben, daß sie die Schwangerschaft verlängern, die Wehentätigkeit verstärken und das Risiko einer vor- und nachgeburtlichen Hämorrhagie erhöhen, gleichzeitig ist die Gefahr der Prädisposition für eine intrakraniale Hämorrhagie bei Frühgeburten zu beachten. Daher sollte ihre Anwendung im letzten Drittel der Schwangerschaft nur unter einer strengen Nutzen/Risiko-Abwägung erfolgen.

Goldderivate, Chloroquin/Hydroxychloroquin und Sulfasalazin können während der Schwangerschaft verwendet werden. Dies gilt auch für Penicillamin, obgleich hier unter Umständen nach Alternativen für die Behandlung gesucht werden sollte. Trotz des Nachweises von Gaumenspalten in tierexperimentellen Untersuchungen gibt es keinen Beweis für die Teratogenität von Glucocorticoiden beim Menschen. Nichtsdestotrotz sollte die Dosis der Glucocorticoide auf ein Minimum begrenzt werden, insbesondere während des ersten Trimesters der Schwangerschaft. In der ersten Phase der Schwangerschaft beeinflußt die rheumatische Erkrankung die Patientin vermutlich mehr als die verwendeten Glucocorticoide. Zytotoxische Substanzen, wie Chlorambucil, Cyclophosphamid und Methotrexat müssen vor dem Eintritt einer Schwangerschaft abgesetzt werden, da sie stark teratogen wirken.

Die Konzentrationen der nichtsteroidalen Antirheumatika in der Muttermilch sind niedrig, da die überwiegende Zahl der NSAR saure Eigenschaften besitzt und diese nur schlecht in die Muttermilch mit einem pH <7,4 übergehen. In der Stillzeit sollte dennoch bei einer unbedingt erforderlichen Anwendung eines NSAR eine Substanz mit kurzer Halbwertszeit gewählt werden mit einem Einnahmeintervall, das für möglichst niedrige Plasmakonzentrationen zum Zeitpunkt des Stillens sorgt. Chloroquin/Hydroxychloroquin, Sulfasalazin, Glucocorticoide, Methotrexat und Azathioprin werden ebenfalls in kleinen Konzentrationen an die Muttermilch abgegeben und sind aufgrund der geringen Mengen, die vom gestillten Säugling aufgenommen werden, vermutlich nicht schädlich, wenn sie während der Stillperiode eingenommen werden. Im Gegensatz dazu findet man Cyclophosphamid in hoher Konzentration in der Muttermilch, die zytotoxische Substanz ist daher während der Stillzeit streng kontraindiziert.

Generell gilt bei Patienten mit Begleiterkrankungen, älteren Patienten und Schwangeren eine in noch höherem Maße ausgeprägte individualisierte Auswahl des Arzneistoffs und der Dosisanpassung als bei ansonsten gesunden Patienten, um eine optimale Therapie zu gewährleisten.

5 Hinweise für den Patienten

Entzündungsphänomene sind die Grundlage der rheumatoiden Arthritis und der meisten Erkrankungen des rheumatischen Formenkreises. Bis heute gibt es keinen Wirkstoff, der mit Sicherheit die Prozesse stoppen kann, die zu Erosionen und einer Zerstörung von Gelenkgewebe führen, ohne gleichzeitig unangenehme oder schwerwiegende unerwünschte Effekte auszulösen. Die Patienten müssen die Grundlagen der Therapie verstehen können – wichtig für eine optimale Compliance – und die Techniken der begleitenden Maßnahmen (Hydro- bzw. Bewegungstherapie) akzeptieren, um so ihre Lebensgewohnheiten dem Krankheitsverlauf anzupassen. Die Patienten können dabei ihre eigenen Therapeuten sein, da sie die Wirkungen der ihnen verordneten Arzneimittel in ihrem Körper am besten beurteilen und nach Rücksprache mit ihrem behandelnden Arzt das Behandlungsschema verbessern können. Die Arzneistoffe bilden dabei einen wichtigen Teil des Gesamtprogrammes, das durch die oben genannten begleitenden Maßnahmen unterstützt werden kann.

Die Basis für die Therapie von rheumatischen Erkrankungen bilden die sogenannten Basistherapeutika, die das Fortschreiten der Erkrankung verzögern, hinzukommen eventuell Glucocorticoide („Cortison“), Schmerzmittel und meist nichtsteroidale Antirheumatika (NSAR), die Schmerzen und Entzündungen bekämpfen. Während die Basismedikamente im frühen Stadium der Erkrankungen eingesetzt werden müssen, um eine Verschlimmerung aufzuhalten, vermögen die NSAR nur Symptome zu lindern bzw. zu beseitigen. Ziel jeder Therapie ist dabei die Linderung von Schmerz, die Beseitigung der Steifheit und der Gelenkschwellung, die Aufrechterhaltung der Gelenkfunktionen, die Kontrolle von Angst und Mißstimmung sowie die Aufrechterhaltung des Wohlbefindens. Vor allem gilt, es Gelenkdeformationen mit den daraus resultierenden Behinderungen zu verhindern. Dies gelingt in erheblichem Umfang mit den heute verfügbaren Arzneimitteln. Unerwünschte Wirkungen können bei Wahl des richtigen Wirkstoffes weithin vermieden oder zumindest stark begrenzt werden. Dazu benötigt der behandelnde Arzt die aktive Mitwirkung des Patienten.

6 Weiterführende Literatur

Chan TA, Morin PJ, Vogelstein B, Kinzler KW (1998) Mechanisms underlying nonsteroidal antiinflammatory drug-mediated apoptosis.Proc Natl Acad Sci USA 95:681–686

Classen M, Diehl V, Koch K-M Kochsiek K, Pongratz D, Scriba PC (1998) Differentialdiagnose, Innere Medizin. Urban & Schwarzenberg, München Wien Baltimore

Classen M, Diehl V, Kochsiek K (1998) Innere Medizin. 4. Auflage, Urban & Schwarzenberg, München Wien Baltimore

Gilroy DW, Tomlinson A, Willoughby DA (1998) Differential effects of inhibition of isoforms of cyclooxygenase (COX-1, COX-2) in chronic inflammation. Inflamm Res 47:79–85

Hays SJ (1998) Therapeutic approaches to the treatment of neuroinflammatory diseases. Current Pharmaceutical Design 4:335–348

Kelloff GJ, Boone CW (1994) Cancer chemopreventive agents: Drug development status and future prospects. J Cell Biochem Suppl. 20:197–205, 219–231, 240–252

Kohl F (1997) 100 Jahre Acetylsalicylsäure: ein Sieg der pharmazeutischen Chemie. Pharm Ztg 142:2689–2698

Kurumbail RG, Stevens AM, Gierse JK, McDonald JJ, Stegeman RA, Pak JY, Gildehaus D,Miyashiro JM, Penning TD, Seibert K, Isakson PC, Stallings WC (1996) Structural basis for selective inhibition of cyclooxygenase-2 by anti-inflammatory agents. Nature 384:644–648

Mathies H (1994) Chronischer Gelenkrheumatismus (Chronische Polyarthritis). Merkblätter Rheuma, Nr. 1.2, Deutsche Rheuma-Liga

Mitchell JA, Evans TW (1998) Cyclooxygenase as a therapeutic target. Inflamm Res 47 (Supplement 2):88–92

Morck H (1997) Aspirin – ein Jahrhundertpharmakon. Pharm Ztg, Supplement zu Nr. 38:1–15

Mutschler E (1996) Arzneimittelwirkungen. 7. Auflage, Wissenschaftliche Verlagsgesellschaft Stuttgart

Scarpignato C (1995) NSAID-induced gastroduodenal damage. Dig Dis 13 (Supplement 1):1–106

Schiebler TH, Schmidt W, Zilles K (1997) Anatomie. 7. Aufl., Springer-Verlag, Berlin Heidelberg New York Tokio

Speight TM, Holford NHG (1996) Avery's Drug Treatment. 4th Edition, Adis International

Talley JJ (1997) Selective inhibitors of cyclooxygenase-2. Exp Opin Ther Patents 7:55–62

Thews G, Mutschler E, Vaupel P (1999) Anatomie, Physiologie und Pathophysiologie des Menschen. 5. Auflage, Wissenschaftliche Verlagsgesellschaft Stuttgart

Tsujii M, Kawano S, Tsuji S, Sawaoka H, Hori M, DuBois RN (1998) Cyclooxygenase regulates angiogenesis induced by colon cancer cells. Cell 93:705–716

Vane JR, Botting RM (1995) New insights into the mode of action of anti-inflammatory drugs. Inflamm Res 44:1–10

Wallace JL, Reuter B, Cicala C, McKnight W, Grisham MB, Cirino G (1994) Novel nonsteroidal anti-inflammatory drug derivatives with markedly reduced ulcerogenic properties in the rat. Gastroenterology 107:175–179

Wessinghage D (1984) Taschenatlas der Rheumatologie. Thieme Verlag, Stuttgart New York

Sachverzeichnis